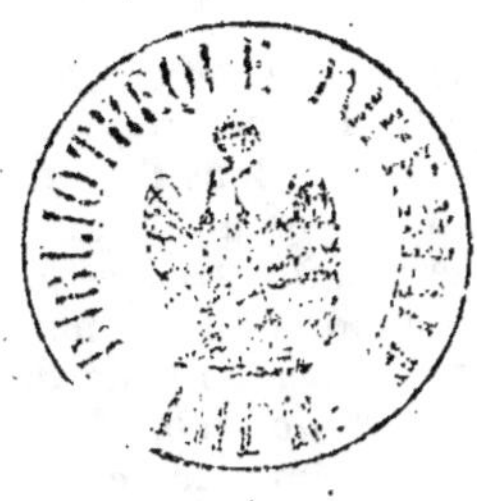

DE L'EMPLOI

DU

TARTRE STIBIÉ

A HAUTE DOSE.

On trouve chez le même Libraire :

LEPELLETIER (de la Sarthe), des hémorrhoïdes et de la chute du rectum. Paris, 1834, in-8° br.   3 fr. 5o c.

LEPELLETIER (de la Sarthe.) Physiologie médicale et philosophique. Paris, 1835, 4 vol. in-8°, avec 12 planches lithographiques, et des tableaux synoptiques.   28 fr.

Cet ouvrage, dont tous les journaux de médecine ont fait un grand éloge, renferme l'exposition naturelle des lois de l'organisme vivant considéré dans les êtres animés en général, et dans l'homme en particulier ; l'histoire approfondie de toutes les fonctions : 1° *vitales*, innervation, circulation, respiration ; 2° *nutritives*, digestion, absorption générale, nutrition, où se trouvent exposées d'une manière complète la calorification et l'application raisonnée du froid dans le traitement des maladies, les sécrétions ; 3° *de relation*, fonctions d'impression, ou sensations de combinaisons intellectuelles, d'expression, 4° *génitales*, excitation, copulation, fécondation, gestation, accouchement, lactation, avec la théorie des monstruosités, applications positives de tous les principes émis, dans cette histoire, à la pathologie, à l'hygiène, à la médecine légale, à la philosophie, l'examen des systèmes de Gall et Lavater, l'étude naturelle des tempéramens, des caractères et de la physiognomonie, réduite à ses véritables principes ; l'histoire complète de la vie, de la mort, de la putréfaction, avec quelques aperçus généraux sur la théorie des races humaines.

LEPELLETIER (de la Sarthe.) Traité complet sur la maladie scrofuleuse et les différentes variétés qu'elle peut offrir ; ouvrage renfermant toutes les opinions des auteurs sur cette affection, sa théorie naturelle, ses symptômes et ses complications ; les principes généraux de l'éducation la plus propre à garantir les enfans de cette fâcheuse maladie ; enfin l'exposition de tous les moyens conseillés dans cette circonstance ; le traitement curatif de la diathèse écrouelleuse simple, celui de cette même diathèse compliquée d'une irritation ou d'une inflammation locale. Paris, 1830, in-8° br.   7 fr.

ALIBERT. Monographie des dermatoses, ou traité théorique et pratique des maladies de la peau. 2e édition corrigée et augmentée de planches coloriées représentant 3o espèces de maladies. 2 vol. gr. in-8° papier vélin.   20 fr.

CHOMEL. Leçons de clinique médicale, faites à l'Hôtel-Dieu de Paris, recueillies et publiées sous ses yeux par M. Genest. D. M. P. 1834-1835, 2 uol. in-8°.   14 fr.

DUPARCQUE. Traité théorique et pratique sur les altérations simples et cancéreuses de la matrice, ouvrage couronné par la société de médecine de Bordeaux. Paris, 1835, 1 vol. 1 vol. in-8°.   6 fr. 5oc.

PIORRY. Clinique médicale de la Pitié. Nouvelle édition, 1835. 1 vol. in-8°.   6 fr.

PIORRY. Du procédé opératoire à suivre dans l'exploration des organes par la percussion médiate, accompagné de Mémoires sur la circulation, les pertes de sang, la strangulation, l'asphixie, la respiration, la langue, considérée sous le rapport du diagnostic, la migraine, etc. Paris, 1835. 1 vol. in-8°.   6 f.

DE L'EMPLOI

DU

TARTRE STIBIÉ

A HAUTE DOSE

DANS LE TRAITEMENT DES MALADIES

EN GÉNÉRAL,

DANS CELUI DE LA PNEUMONIE ET DU RHUMATISME

EN PARTICULIER.

Par Alm. LEPELLETIER, de la Sarthe.

Professeur de pathologie et de physiologie, Membre de l'Académie royale de Médecine
Médecin du bureau central des hôpitaux de Paris.

> « On ne peut nier que l'émétique n'ait
> fait beaucoup de mal. C'est le sort des
> meilleures choses lorsqu'on en abuse, ou
> qu'on ne sait pas en user.
>
> PERCY
> *(Rapport sur le mémoire de M. Magendie,*
> *intitulé :* De l'Influence de l'émétique.)

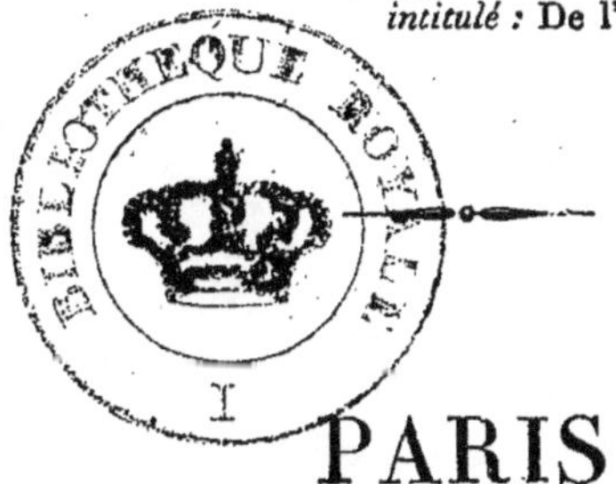

PARIS

GERMER BAILLIÈRE, LIBRAIRE-EDITEUR,

RUE DE L'ÉCOLE-DE-MEDECINE. N. 13 BIS.

1835

TABLE

DES MATIÉRES.

—

DEUXIÈME PARTIE.

TROISIÈME PARTIE.

FIN DE LA TABLE.

ERRATA.

—

Page 76, ligne 3, *lisez* : 40 grains.
Page 137, ligne dernière, lisez : *Archives de médecine*, 491.

—

DE L'EMPLOI

DU

TARTRE STIBIÉ

A HAUTE DOSE

DANS LE TRAITEMENT DES MALADIES

EN GÉNÉRAL,

DANS CELUI DU RHUMATISME ET DE LA PNEUMONIE

EN PARTICULIER.

***

Dans l'état actuel de la science médicale tout praticien expérimenté doit sentir la haute portée d'un problème dont la solution intéresse directement les bases fondamentales de la thérapeutique du plus grand nombre des maladies. Il s'agit de préciser ici la valeur d'une de ces médications dont le mode nous échappe entièrement, ou du moins, dans l'action de laquelle nous ne pouvons plus établir ces inductions de principes à effets, de cause à résultat, que notre esprit se

1

complaît naturellement à chercher, et qu'il s'applaudit quelquefois trop souvent d'avoir à peu près dévoilées, puisque la médecine rationnelle, pour laquelle nous professons la plus haute estime, n'est pas toujours elle-même sans quelques mécomptes et sans quelques illusions. Ainsi d'un côté l'empirisme raisonné, de l'autre la thérapeutique d'induction, tels sont les deux extrêmes que nous rencontrons dès les premiers pas dans la carrière que nous avons à parcourir.

Par extrêmes nous n'entendons point ici méthodes antipathiques; en effet aujourd'hui pour tous les bons esprits, entre les judicieux auteurs des *phlegmasies chroniques*, du *traité physiologique de l'encéphalite*, de la *clinique médicale*, de la *fièvre typhoïde*, etc., il n'existe plus aucun dissentiment sur cette vérité désormais inébranlable, puisqu'elle repose immédiatement sur les faits : qu'au nombre des maladies les unes se montrent à nous avec des symptômes qui permettent sinon d'en découvrir évidemment les caractères intimes, au moins d'en apprécier approximativement les causes directes et les phénomènes constitutifs, alors que les autres s'offrent à notre investigation sous des traits qui nous font préciser leur forme distinctive, mais qui nous laissent dans une entière ignorance pour tout ce qui tient à leur nature essentielle, souvent même à leur étiologie.

Par une conséquence naturelle nous trouvons, pour les premières de ces maladies, au nombre de nos agens thérapeutiques, des moyens dont nous pouvons en quelque sorte à priori calculer tous les avantages, et mesurer l'activité d'application : ainsi les saignées dans l'hypérémie, les topiques émolliens dans l'inflammation locale et franche, les purgatifs dans l'embarras intestinal, etc.; tandis que pour les autres nos indications n'ont aucune valeur préconçue, et ne peuvent acquérir que celle dont l'expérience et la répétition de leurs avantages dans les circonstances analogues ont suffisamment établi la réalité : tels sont le mercure dans la syphilis, le quinquina dans la fièvre intermittente, nous ne dirons pas le tartre stibié dans la pneumonie, le rhumatisme, puisqu'il s'agirait précisément ici du problème à résoudre, et pour l'examen duquel nous croyons avoir déjà fixé positivement le véritable terrain de la discussion.

Quelques années plus tôt la matière que nous allons étudier eût offert une de ces questions brûlantes, irritables, toujours pénibles à traiter avant leur maturité; mais aujourd'hui qu'il existe dans la science une convergence naturelle et bien louable des opinions naguère les plus opposées vers un foyer central, *la vérité*, point de ralliement définitif des esprits justes et consciencieux, cette même question peut s'examiner avec le calme, l'indépendance et la liberté de la pensée toujours nécessaires aux débats d'un aussi grand intérêt pour la science et pour l'humanité.

Dans la solution d'un problème de cette importance, et nous devons le dire, environné de semblables difficultés nous ne connaissons qu'une seule voie positive, celle des faits.

Notre marche sera dès lors simple et naturelle, trois

parties formeront l'ensemble du sujet que nous avons à traiter, sous les titres suivans : 1° historique, 2° faits pathologiques, 3° inductions thérapeutiques.

PREMIÈRE PARTIE.

—

HISTORIQUE.

Gmelin (*Apparatus medicaminum*, tom. 1, pag. 171). Ayant prouvé par des faits multipliés et l'opinion d'un grand nombre d'auteurs que toutes les préparations antimoniales ont des propriétés communes et qu'elle n'offrent de spécial que les vertus vomitives et purgatives plus ou moins énergiques, il nous paraît indispensable pour bien apprécier les effets thérapeutiques de l'emploi du tartre stibié, surtout à haute dose, d'envisager tout ce qui est relatif sous ce rapport à l'antimoine, à ses préparations en général, avant d'étudier l'action du tartre stibié en particulier.

Hippocrate, Dioscoride, Galien, Paul-d'Egine, Oribase, Avicennes, ont-ils connu les véritables propriétés de l'antimoine? cette question du moins pour plusieurs d'entr'eux n'est pas encore bien résolue, même par la lecture de leurs ouvrages. Basile Valen-

tin , moine de Saint-Benoit , vers la fin du 15ᵉ siècle ,
dans son *Currus triumphalis antimonii*, paraissait avoir
constaté plusieurs de ses propriétés lorsqu'il écrivait
avec enthousiasme : *non est sub cœlo medicina subli-
mior*. Paracelse le recommande également avec cette
exagération qu'il mettait dans toutes ses opinions. Les
applications devinrent alors si générales, si fréquemment abusives et si meurtrières, que ce médicament
fut condamné par un arrêt du parlement. Louis Lau-
nay, médecin de La Rochelle , n'en publie pas moins
vers 1564 un livre sur *ses facultés et vertus admira-
bles*. Diodorus et Alexandre-Suchten exagèrent ses
propriétés , et donnent des explications ridicules de
ses influences médicatrices. En 1583, Rembertus
Dodonœus le conseille contre la dyspnée, c'est peut-
être la première indication de ce genre, qu'on lui fit
remplir, et très probablement sans aucune idée positive du rôle qu'il devait jouer plus tard dans le traitement de la pneumonie. En 1631 , la préparation
que l'on désigne par les termes d'émétique , de tartre
stibié, fut découverte par Adrien de Mynsicht. En
1653, Eusèbe Renaudot, docteur régent de la Faculté
de Paris, publia son livre intitulé : *l'Antimoine justifié,
l'antimoine triomphant*, et fit signer sa préface par cent
cinquante docteurs régens comme lui, qui déclarent
apprécier les éminentes qualités de ce médicament.
Jean Merlet se répand en injures contre les signataires
et l'auteur de ce livre, Jacques Perreau les gratifie du
titre d'empoisonneurs. Guipatin surtout, pendant sa
carrière médicale, poursuivit l'antimoine avec tout

l'acharnement de la monomanie, recueillant dans ce qu'il appelait son *martyrologe* tous les faits susceptibles de le discréditer, abusant de son esprit de sarcasme et même de sa position, puisque nommé doyen de la Faculté de médecine, il employa tout son crédit pour mettre une seconde fois en vigueur l'arrêt de 1566. Une circonstance remarquable fit surmonter au tartre stibié les obstacles de sa réintégration dans la thérapeutique. Valot parvint à le faire administrer à Louis XIV encore enfant, et la guérison du jeune malade assura désormais le triomphe du médicament. Du succès devait naître l'abus, et Blondel entreprit un procès devant le parlement contre plusieurs de ses confrères qui l'employaient sans discrétion. Enfin en 1707, Lemery-Nicolas rassemble toutes les notions acquises dans un traité complet sur l'antimoine, dont l'histoire a nécessairement suivi toutes les améliorations et tous les progrès de la chimie moderne.

Au nombre des préparations antimoniales, assez généralement employées de nos jours, on doit particulièrement noter les suivantes, ainsi précisées pour leurs propriétés spéciales dans un très bon mémoire de M. Trousseau intitulé : *Effets phygiolosiques et thérapeutiques des antimoniaux.* (Dictionn. de méd. t. 3, p. 220.)

1° L'antimoine métallique, administré avec avantage dans la pneumonie, le rhumatisme articulaire, la bronchite, depuis 8 grains jusqu'à un gros ;

2° L'oxide d'antimoine, l'acide antimonieux, l'acide antimonique, les plus avantageux comme antiphlogistiques, depuis 10 grains chez les enfans jusqu'à 2 et 4 gros chez les adultes ;

3° L'antimoine diaphorétique 1° non lavé ou composé d'acide antimonique, de potasse et d'un atome d'arséniate d'antimoine, 2° lavé, composé de 20 parties de potasse, de 80 parties d'acide antimonique et d'un atome d'arséniate d'antimoine. Préparation la moins fidèle, connue dans le codex sous le titre impropre d'oxide blanc d'antimoine, administré pour les mêmes cas et aux mêmes doses que cet oxide ;

4° Le chlorure d'antimoine, ou beurre d'antimoine, l'oxichlorure ou poudre d'Algaroth, l'iodure d'antimoine, actuellement sans usages à l'intérieur ;

5° Le sulfure d'antimoine, le soufre doré d'antimoine et surtout l'hydrosulfate ou kermès minéral, offrent des contro-stimulans vantés dans les bronchites surtout chroniques, la coqueluche, etc., à la dose de 2 à 4 grains par jour.

6° Enfin le tartrate de potasse et d'antimoine ou tartre stibié, composé d'après Berzélius sur 100 parties : d'acide tartarique 53,20, d'oxide d'antimoine, 27,10, de potasse 12,53, d'eau 7,17. On l'administre comme purgatif, d'un demi-grain à 1 grain dans une grande quantité de véhicule, comme vomitif énergique d'un à 3 grains dans 2 ou 3 verres d'eau, comme sédatif de 10 à 30 grains par 24 heures, dans un véhicule de 4 à 6 onces. A l'extérieur on l'emploie surtout en frictions, pour déterminer comme dérivatif une éruption pustuleuse assez analogue à celle de la variole, en pommade dite d'Autenrieth contenant d'un à 2 gros

d'émétique par once d'axonge. Dans ces derniers
temps on a répété les expériences de Sherven et celles
de J. Hahn de Philadelphie en l'appliquant sous
forme de fomentation à la surface cutanée de 5 à 20
grains par livre d'eau comme antiphlogistique et sédatif. D'après la méthode endermique, il provoque-
rait le vomissement en proportion même beaucoup
moins considérable.

Des expériences très-exactes faites par M. E. Gué-
ranger, pharmacien au Mans, prouvent combien ce
médicament est facilement décomposé. Voici les conclusions de son intéressant mémoire, inséré dans le
Journal de Chimie médicale, t. 4, p. 368-412, et couronné. « 1º Le tartre sitbié, qu'on fait bouillir dans
l'eau commune, perd une partie de ses propriétés vomitives. 2º Cet effet a lieu, parce qu'une partie du
tartre stibié est décomposée par les sels contenus dans
cette eau. 3º Alors l'oxide d'atimoine mis à nu se pré-
cipite sur le champ. 4º L'eau commune dans laquelle a
bouilli le tartre stibié, contient encore du sel en dissolution, mais en quantité très-petite. 5º Les sous-
carbonates de chaux et de magnésie, tels qu'ils existent
dans une eau potable, ont la propriété de décomposer
le tartre stibié, et de précipiter de l'oxide d'antimoine,
en s'emparant de l'acide tartarique qui lui était combiné, et de former avec le tartrate de potasse restant
un sel double susceptible de se maintenir dissous.
6º Toutes les eaux de source contenant toujours une
plus ou moins grande quantité de carbonates terreux,
doivent aussi toujours décomposer une plus ou moins

grande quantité d'émétique. 7° Lorsque l'eau a bouilli pendant dix minutes, elle contient encore une assez grande quantité de sous-carbonate de magnésie en solution pour produire le même effet. 8° Les hydrochlorates, le sulfate de chaux et la matière extractive contenue dans une eau potable, sont sans effet. 9° Enfin, les médecins doivent administrer le tartre stibié dans l'eau distillée, lorsqu'ils veulent apprécier rigoureusement ses effets à dose déterminée. »

On conçoit, d'après ces mêmes expériences, toutes les précautions à prendre dans le choix du véhicule relativement aux effets que l'on désire produire avec le tartre stibié, soit à l'intérieur, soit même extérieurement.

Si nous considérons actuellement les préparations antimoniales, et plus spécialement le tartre stibié, sous le rapport de leurs effets thérapeutiques et des indications que l'on se propose de remplir dans leur emploi, nous voyons l'histoire médicale de ces agens pharmaceutiques offrir deux phases bien distinctes, la première à peu près exclusivement relative à leurs effets vomitifs et purgatifs ; la seconde, à leur action sédative sur les appareils centraux de la vitalité.

Première période. — Les médecins de la plus haute antiquité ne paraissent point avoir employé l'émétique. Depuis Dioscoride et Galien, il fut mis en usage, surtout pour effectuer l'évacuation de la bile, soit par les selles, plus souvent encore par le vomissement. Quelques médecins l'ont également administré comme diaphorétique. Si l'on veut trouver un certain nombre d'observations relatives à son emploi dans la pneumonie : c'est dans Stoll et Rivière qu'il faut les chercher; mais cette méthode, connue sous le nom du dernier de ces auteurs, n'offre pas la moindre analogie avec celle de Rasori, dont nous parlerons bientôt. En effet, c'est encore à titre de vomitif que le tartre stibié se trouve mis en usage par Stoll, surtout dans les épidémies et les complications bilieuses, et par Rivière, d'une manière plus soutenue, l'emploi de l'émétique tous les jours ou tous les deux jours étant continuée, lors même qu'il n'existait plus d'embarras gastrique ou même intestinal susceptible d'en légitimer l'usage. Les résultats de statistique médicale fournis par ces praticiens sembleraient assez justifier cette méthode, au moins dans les circonstances qui la firent naître. On conçoit en effet très-bien que nous ne chercherons pas à la généraliser dans les pneumonies ordinaires.

Seconde période. — Ici le tartre stibié n'est plus employé comme vomitif, ce résultat devient même un accident que l'on cherche soigneusement à prévenir, mais bien comme *sédatif, contro-stimulant, antiphlogistique, altérant,* etc., suivant les théories admises par ceux qui l'administrent comme devant toujours, du reste, produire ces effets par une action en quelque sorte spéciale, et que plusieurs praticiens ont même regardée comme entièrement spécifique.

Cette manière d'envisager les modifications pathologiques imprimées à l'organisme par l'émétique, dont les doses, même à l'intérieur, sont portées bien au-dessous de celles que l'on emploie dans l'action vomitive, devient une méthode réclamée par Hufeland en faveur de l'Allemagne, et comme appartenant à Brendel, Schroeder, Reichter, mais que l'on attribue généralement à l'Italie, surtout à Tommasini, Rasori, Rubini, qui l'ont fait entrer dans leur système du stimulisme et du contro-stimulisme. Pour ces médecins, le tartre stibié à haute dose produit une stimulation médicamenteuse qui détruit la stimulation morbide. Sans nous expliquer encore sur les effets thérapeutiques de ce médicament, nous ajouterons que Peschier de Genève, Laënnec, MM. Bang, Delourmel, Palais, Spadafora, Strambio, Wolff, etc., contribuèrent ensuite à fixer l'attention du monde médical sur cette méthode particulière, bientôt conseillée dans l'asthme, la coqueluche, le croup, la chorée, le tétanos idiopathique, les affections cérébrales; les hémorrhagies, les lésions traumatiques, l'ictère, l'hépatite, la phlébite, la goutte, la bronchite, etc., plus spécialement encore la pneumonie et le rhumatisme; altérations dans le traitement desquelles nous devons particulièrement étudier ses effets.

Dans l'accomplissement de cette nouvelle indication, l'émétique est employé depuis 6 jusqu'à 24, 36, 48 grains et même davantage par 24 heures, autant que les accidens l'exigent et que le tube digestif en supporte la présence; disposition essentielle à l'emploi de cette méthode et qui constitue ce que les auteurs ont nommé *tolérance*, *aptitude*, etc.

Avant d'examiner les effets de l'émétique à haute dose sur l'organisme et les expériences qui servent à les déterminer, laissons parler un instant les auteurs de cette médication sur la manière dont ils entendent son influence et son efficacité.

Rasori, — dont nous ne devons pas examiner ici la doctrine du stimulisme et du contro-stimulisme, établit sur les propositions suivantes la méthode nouvelle de combattre la pneumonie par le tartre stibié à haute dose (Bayle, *Biblioth. thérap.* t. 1 p. 198). » 1° De traiter la péripneumonie depuis qu'elle commence jusqu'à ce qu'elle finit par le tartre émétique, 2° de faire de ce médicament le principal et quelquefois même le seul moyen curatif de cette maladie , 3° de diminuer par son seul usage le nombre des saignées et de pouvoir même quelquefois se dispenser d'en faire, 4° d'administrer ce médicament à des doses auxquelles jamais les praticiens les plus courageux n'ont pensé d'arriver, portant la quantité jusqu'à 1 scrupule , 1 drachme et même plusieurs dans 24 heures; 5° d'en employer assez souvent plusieurs onces pendant le secours de la maladie ; 6° enfin , de pouvoir dire avec assurance que ces fortes doses d'émétique ne produisent ni le vomissement, ni des évacuations alvines abondantes , et que les sueurs ont lieu seulement dans les mêmes circonstances que par les méthodes de traitement généralement adoptées. »

Plus loin Rasori s'exprime ainsi , relativement à la tolérance : « J'observerai d'abord que l'aptitude de l'organisme vivant, à supporter des doses extraordinaires de tartre stibié, sans produire le vomissement ni aucun autre symptôme d'action forte sur le tube intestinal n'appartient qu'à son état morbide, se borne à lui seul et ne dure pas plus que lui... L'état morbide général que je désigne par le mot diathèse est celui qui dans tous les cas constitue l'aptitude du corps vivant à supporter impunément, ou pour mieux dire utilement, comme je le démontrerai dans peu les diverses doses d'émétique. La force de la diathèse non-seulement varie dans les diverses péripneumonies, mais aussi aux différentes époques de cette maladie. La péripneumonie, comme toutes les maladies graves, a son accroissement et son apogée, elle diminue ensuite progressivement si elle doit avoir une terminaison heureuse. L'aptitude du malade à supporter des doses d'émétique plus ou moins fortes suit les mêmes variations, c'est-à-dire qu'elle est moindre au début de la maladie, qu'elle augmente jusqu'à ce qu'elle soit arrivée à son plus haut degré, et qu'elle diminue progressivement avec elle. Il faut donc que les doses d'émétique soient en rapport avec ces variations ; mais si elles dépassent l'aptitude du corps à les supporter, quand ce serait même au plus haut degré de la maladie, on verra sûrement paraître la répugnance pour un remède qu'avant on prenait avec facilité, ou se déclarer des nausées et même le vomissement ; en d'autres mots on reconnaîtra des signes évidens de ce qu'on peut appeler action excessive du remède.... Il est rare que je commence par moins de 12 grains à prendre dans la journée, je fais répéter cette dose pour la nuit lorsque je vois que la péripneumonie a déjà fait des progrès ; j'en fais prendre d'abord un scrupule et même un demi-gros.

et ensuite je vais en augmentant tous les jours jusqu'à
1 gros et quelquefois plusieurs selon l'état morbide....
Tant que la diathèse conserve son intensité, si l'observateur impatient et inexpert en déduit que ces mêmes
quantités d'émétiques ne sont plus nécessaires et qu'il
faut les diminuer ou n'en plus faire prendre, il prive
trop tôt le malade d'un remède utile, et se met dans
l'impossibilité de vérifier dans toute son étendue un
fait important ; il n'en peut alors tirer que des conséquences erronées.... En général, les médecins ne
cherchent pas à analyser leurs observations, et je di-
rai plus dans le petit nombre qui s'en occupe, il en est
peu qui le fassent bien, ainsi ils n'obtiennent guère que
des résultats empiriques et illusoires. La plupart de
ceux qui ont observé que l'émétique, même donné à
haute dose ne produisait pas le vomissement, au lieu
de chercher à bien expliquer ce phénomène, se sont
contentés de le considérer comme une des anamolies
de notre économie qu'on ne peut expliquer et desquelles
on croit à tort qu'il existe un grand nombre, ou bien
ont accusé la préparation chimique du remède, ou le
malade de n'avoir pas pris toute la dose qui lui avait été
prescrite, ou enfin ont attribué ce phénomène à d'autres causes imaginaires... Je vais maintenant examiner
une objection que font ceux qui cherchent sincèrement
à s'instruire sur ma méthode curative générale, et à
bien connaître les fondemens sur lesquels elle repose ;
ils demandent pourquoi je n'ai pas abandonné entièrement l'usage de la saignée, depuis que j'ai trouvé dans
le tartre stibié un remède si efficace dont les doses
n'ont d'autres limites que la diathèse... Je réponds à

cela que dans beaucoup de cas, la péripneumonie marche si rapidement que le tissu pulmonaire est menacé de destruction, c'est cette circonstance qui m'oblige à mettre en usage simultanément les moyens les plus actifs, qui par différentes voies tendent tous à diminuer la diathèse. Ces voies sont principalement au nombre de deux, l'estomac y compris le tube intestinal, et les vaisseaux sanguins: on ne peut pas beaucoup compter sur le système cutané. Dans les péripneumonies, tout ce que l'art peut faire pour tâcher de vaincre le mal, c'est de porter sur les organes digestifs toute l'action contro-stimulante qu'ils peuvent recevoir, et soustraire au système vasculaire une portion de la matière stimulante dont il est rempli. »

Sans nous arrêter à ces explications que nous n'admettons nullement, et qui n'ont plus besoin d'une réfutation sérieuse, nous prenons acte du fait lui-même et de la déclaration d'un auteur dont le témoignage ne sera pas suspect, lorsqu'il s'agira bientôt de prouver que dans toutes les pneumonies où l'hypérémie générale et même locale se manifeste, la saignée ne peut point, ne doit pas être complétement remplacée par l'émétique à haute dose. Nous ajouterons que Rasori, comme le remarque judicieusement M. Bayle, commet une faute grave en repoussant les avantages que certaines applications cutanées peuvent offrir dans le traitement de cette altération.

LAENNEC, — en France, a peut-être le plus contribué, par ses écrits et par ses applications thérapeutiques, à l'emploi du tartre stibié, dans le traitement de la pneumonie; nous devons dès-lors présenter le résumé de ses opinions, relativement à cet agent thérapeutique. Quelques praticiens, et notamment Rivière, Sérane, Dumangin, faisaient vomir tous les jours avec beaucoup de succès, les malades affectés de péripneumonie, le kermès resta seul de cette médication, encore à titre de fondant ou d'altérant; il paraissait même à peu près oublié, lorsque Rasori fit revivre cette méthode, mais avec des modifications fondamentales, puisqu'il ne s'agissait plus de faire vomir, associant la saignée à l'émétique donné chaque jour à forte dose. (Laënnec, *Traité de l'Auscultation Médiate*, 3ᵉ édition, t. 1, p. 495.) «Du moment où je reconnais une péripneumonie, pour peu que le malade soit en état de supporter la saignée, je fais tirer de 8 à 16 onces de sang du bras, il est très-rare que je fasse réitérer la saignée, si ce n'est chez les sujets attaqués de maladie du cœur ou menacés d'apoplexie, ou de quelque autre congestion sanguine; j'ai même guéri plusieurs fois et très-rapidement, des péripneumonies intenses, sans avoir recours à la saignée, mais habituellement, je ne crois pas devoir me priver d'un moyen aussi puissant, si ce n'est chez les sujets cachectiques ou débilités, et je sais que M. Rasori agit de même. Je regarde la saignée comme un moyen d'enrayer momentanément l'orgasme inflammatoire et de donner le temps au tartre stibié d'agir immédiatement après la saignée, je fais donner une première dose de tartre stibié d'un grain dans deux onces et demie d'infusion de feuilles d'oranger légère et froide, édulcorée avec demi-once de sirop de guimauve ou de fleurs d'oranger , je fais répéter la même dose de 2 en 2 heures , jusqu'à ce que le malade en ait pris 6 , et je le laisse ensuite reposer pendant 7 à 8 heures , si les accidens ne sont pas urgens , et s'il éprouve quelque tendance au sommeil.

» Mais si la pneumonie est déjà avancée, si l'oppression est forte, si la tête se prend , si les deux poumons sont affectés , ou si l'un d'eux est pris en entier , je fais continuer le tartre stibié sans interruption de 2 en 2 heures, jusqu'à ce qu'il y ait eu un amendement dans les symptômes , et que l'amélioration soit indiquée par les signes stéthoscopiques , quelquefois même lorsque la plupart des circonstances aggravantes indiquées ci-dessous se trouvent réunies, je porte chaque dose du tartre stibié à 1 grain et demi , 2 grains et même 2 grains et demi , mais toujours dans la même quantité de véhicule.

» Beaucoup de pneumoniques , supportent l'émétique administré de cette manière , sans vomir et sans éprouver l'effet purgatif , d'autres , et c'est le plus grand nombre, éprouvent deux ou trois vomissemens, et vont 5 ou 6 fois à la selle le premier jour , mais les jours suivans ils n'éprouvent plus que des évacuations médiocres et souvent même ils n'en ont plus. Lorsqu'une fois la *tolérance* pour le médicament s'est établie , il arrive même fort souvent que les malades sont constipés au point que l'on est obligé de relâcher le ventre avec des lavemens purgatifs.

» Le rhumatisme articulaire est , après la pneumonie, la maladie inflammatoire dans le traitement de laquelle le tartre stibié m'a paru le plus efficace. La durée moyenne de la maladie, sous l'influence de ce moyen, est de sept à huit jours; et l'on sait qu'elle est d'un à deux mois sous l'influence de la saignée ou de la méthode expectante. Mais le tartre stibié réussit moins bien, quand il y a à la fois le rhumatisme musculaire et articulaire. Si l'*impatience* de l'estomac ne peut être vaincue, Laënnec ajoute contrairement aux idées théoriques de Rasori et de Tommasini, une certaine proportion de sirop diacode à la solution, assurant que l'expérience a constaté les avantages de cette addition. Les vomissemens n'ayant pas lieu, le médicament produit alors la diaphorèse et le soulagement le plus marqué, après 6 ou 24 heures, l'affaiblissement est moindre et la convalescence plus courte qu'après la guérison par toute autre méthode.

» En comparant les faits dont j'ai été témoin, il me paraît évident que la *tolérance* tient au concours de plusieurs circonstances, d'abord l'émétique à dose un peu forte, fait vomir moins sûrement qu'à dose plus faible, fait qui avait déjà été remarqué par tous les praticiens; en second lieu, l'habitude qui familiarise l'estomac avec toutes sortes de substances, paraît s'établir très-facilement pour celle-ci, puisque quelques vomissemens ou quelques selles liquides ont presque toujours lieu le premier jour et presque jamais après le second. Une troisième condition qui contribue encore beaucoup à rendre le vomissement plus difficile, est l'administration du tartre stibié dans un véhicule agréable, un peu aromatique et médiocrement étendu, l'éloignemént des doses à 2 heures d'intervalle contribue encore au même effet..... La meilleure manière d'apprécier une méthode de traitement, est de la juger par ses résultats, je n'ai commencé à tenir des notes exactes à cet égard, que depuis l'année dernière, je puis affirmer que je n'ai pas mémoire d'avoir dans les précédentes, vu mourir un homme attaqué de pneumonie aiguë et qui eût pris le tartre stibié assez long-temps pour en éprouver les effets..... Quelquefois même, un malade qui paraissait voué à une mort certaine, est au bout de quelques heures hors de tout danger sans avoir éprouvé aucune crise, aucune évacuation, aucun autre changement notable, en un mot, qu'une amélioration progressive et rapide de tous les symptômes, et l'exploration de la poitrine, montre la raison de ce changement subit par l'apparition de tous les signes de la résolution. Des effets aussi tranchés peuvent être obtenus à toutes les périodes de la maladie et même à l'époque où une grande partie du poumon est envahie par l'infiltration purulente. »

Du reste, Laënnec fait observer que cette médication ne présente plus des effets aussi satisfaisans, lorsque la pneumonie se complique de pleurésie à la seconde période, époque à laquelle on voit presque toujours échouer l'emploi de l'émétique à haute dose.

Il serait difficile de faire un éloge plus complet de la méthode de Rasori ; sans doute si toutes les opinions de Laënnec découlaient immédiatement des faits bien observés par lui, nous avons trop de confiance dans sa véracité pour ne pas les adopter avec conviction, mais lorsqu'il interroge des souvenirs au milieu de toutes les influences d'une préoccupation marquée pour l'efficacité d'un moyen préconisé avec enthousiasme, ne devons-nous pas craindre que ses dernières assertions ne soient hasardées, au moins pour quelques-unes.

M. PESCHIER, — docteur en chirurgie à Genève, fait également l'apologie de la méthode rasorienne. (*Bibliothèque universelle de Genève*, t. 20. p. 42.) « Pendant les cinq années consécutives, pendant lesquelles j'ai pratiqué la médecine dans cette partie du canton de Vaud qu'on nomme *la côte*, les inflammations de poitrine sous forme de *pleurésie* et sous celle de *peripneumonie*, ont été de beaucoup les maladies les plus fréquentes qui se soient offertes à traiter ; deux épidémies entr'autres se sont présentées, et tandis que mes confrères ont eu le malheur de perdre bon nombre de leurs malades en suivant les méthodes ordinaires, j'ai eu la satisfaction de guérir *tous* les miens sans exception, et cela en très-peu de temps, sans rechutes et sans accidens. Pour arriver à ce résultat inespéré, je n'ai eu recours à aucune évacuation de sang, mais j'ai employé de grandes doses de tartre émétique. Le raisonnement me conduisit, dès l'abord, à ce mode de traitement, il me parut qu'én agissant comme évacuant le tartre émétique devait débarrasser les premières voies, faciliter la circulation dans les vaisseaux sanguins de l'abdomen, diminuer proportionnellement la pléthore relative de la poitrine, et par conséquent les accidens pathologiques qui s'observent dans le système respiratoire ; il me sembla qu'en suspendant momentanément l'action digestive , cette substance devait s'opposer à la chylification et à l'hématopée, etc, etc.... Conduit par cette suite de raisonnemens, j'administrai le tartre émétique à grandes doses dès la première occasion, sans employer ni saignée , ni vésicatoires, je m'en trouvai si bien , l'effet dépassa tellement mon espérance , le malade fut si promptement soulagé, si peu incommodé du remède , que je fus singulièrement encouragé à y recourir dans l'occasion..... J'ai administré 6 jusqu'à 12 et 15 grains de tartre émétique dans les vingt-quatre heures, dans une potion de 6 onces prise par cuillerées à soupe, de deux heures en deux heures, et accompagnée d'une tisane ordinairement laxative , dont le malade buvait une écuellée par heure lorsqu'il y avait tendance à la transpiration, j'y ajoutais 2 gros d'éther nitrique, ou muriatique, ou acétique. Si le malade avait beaucoup d'angoisses et de l'insomnie, je lui donnais 1 ou 2 gros de teinture d'opium, et lorsqu'il y avait dysurie, chaleur sèche à la peau, j'employais 1 ou 2 gros de nitre. Ce détail n'est destiné qu'à prouver que je n'employais pas le tartre émétique d'une manière purement empirique , ordinairement j'augmentais la dose de ce remède de 5 grains par jour, jusqu'à ce que le malade en prît 12 ou 15 grains, quantité que je n'ai pas dépassée, parce qu'elle a toujours été suffisante. Voici les effets que j'ai observés : les malades vomissaient ordinairement après la seconde et la troisième cuillerée de la première potion , puis le médicament agissait par les selles, ou ne produisait aucun effet sensible, mais guérissait le malade à vue d'œil ; en général, ceux qui prenaient ce remède me disaient qu'il *faisait l'effet d'un velours sur leur poitrine* et durant la maladie, s'ils restaient accidentellement trois à quatre heures sans en prendre, parce que la dose prescrite était épuisée, ils sentaient leur mal redoubler jusqu'à ce qu'ils eussent recommencé à y avoir recours. J'ai remarqué de plus qu'à haute dose le tartre émétique produit beaucoup moins de vomissemens qu'à petite dose. »

Sans doute nous pouvons faire grâce à M. Peschier de ses explications physiologiques, mais nous espérions que des faits nombreux et bien observés viendraient légitimer les résultats merveilleux d'un traitement qui dans la pratique d'aucun autre médecin n'a présenté des résultats aussi satisfaisans. Voici tout ce que nous obtenons relativement à cette partie qui devait être la base fondamentale de son travail :

« Pour ne point fatiguer votre attention, la Bibliothèque universelle n'étant point un Journal de médecine proprement dit, je n'entrerai pas dans de grands détails, et je ne vous donnerai pas de nombreuses observations, je me contenterai de quelques généralités, en offrant à quiconque les désirerait, des renseignemens ultérieurs fondés sur les notes que je conserve de tous mes traitemens. »

En effet, M. Peschier, pour toute preuve de ses étonnans succès, donne les résumés suivans, qu'il nomme des observations, et que cependant on nous pardonnera de n'avoir pas fait entrer dans la série des faits pathologiques destinés à la seconde partie de ce travail.

« A l'appui de ce qui précède, je citerai deux ou trois cas bien remarquables : Le 3 mars 1818, je fus appelé à voir le sieur Courvoisier de Montherod, âgé de 75 ans, je le trouvai malade depuis huit jours, et n'ayant reçu aucun secours, il était assis sur son lit, empêché de parler par un point violent, comme aussi de cracher, quoiqu'il en éprouvât un besoin extrême. Il pouvait à peine respirer, de petites escarres lenticulaires recouvraient ses lèvres et sa langue, il souffrait horriblement, et put tout au plus me faire entendre qu'il ne me demandait pas de le guérir, cela lui paraissait impossible, mais de le soulager un peu. Je lui administrai sur-le-champ le traitement dont j'avais reconnu l'efficacité, et dont l'effet fut tellement prompt que, cinq jours après, ma visite était déjà superflue. Dès-lors il n'a jamais été malade, et il est encore plein de santé. »

« En janvier 1821, j'ai soigné deux phthisiques qui, l'un et l'autre, ont été dans le même temps atteints d'une péripneumonie intense. Le même traitement les a guéris de cette dernière maladie, depuis, l'un a succombé à sa phthisie, l'autre est encore vivant. »

« La même année, j'ai été appelé à Rolle pour un jeune cordonnier atteint d'une pleurésie franche avec délire, langue brune, presque noire, sueurs abondantes, puis chaleur sèche. Son maître ne doutant pas de sa mort prochaine, craignait n'avoir pas le temps de l'envoyer chez lui avant qu'il expirât, je le rassurai, et lui promis une guérison aussi prompte qu'inattendue, au bout de six jours ma prédiction fut vérifiée. »

« Enfin il n'y a pas encore un mois, j'ai été appelé de grand matin pour le père d'un de mes amis, qui venait d'être subitement atteint d'un point si violent qu'il craignait de n'avoir pas le temps d'être secouru avant de succomber. J'accourus, et je rassurai toute sa famille éplorée, quoiqu'il perdît la parole pendant ma visite, sa langue s'étant embarassée par une affection paralytique qui dura presqu'un jour entier. Je prescrivis une solution de tartre émétique, qui enleva le mal comme par enchantement, en sorte que le lendemain le malade se croyait guéri, mais je n'en jugeai pas ainsi, et je lui fis continuer le même remède, de manière qu'en quatre jours il en prit 48 grains qui n'ont pas produit un seul vomissement, et qui n'ont amené de selles qu'en y ajoutant un laxatif.... Je puis assurer que l'expérience m'avait amené à regarder comme un jeu la guérison de ces maladies, quelle que fût leur intensité, et j'avais bien le droit de parler ainsi, puisque, je le répète, je n'ai pas perdu un seul des malades que j'ai eu à traiter dans cette période médicale de ma pratique.

L'honorable éditeur de la Bibliothèque thérapeutique nous apprend dans une note « que depuis la publication de ce travail, M. Peschier a observé de nouveaux faits qui confirment entièrement ceux qu'il avait déjà fait connaître, qu'il donne pour précepte de ne point tirer de sang de quelque manière que ce soit, et de résister opiniâtrément au désir des malades à cet égard, il a remarqué que les saignées prolongeaient singulièrement le traitement, et rendaient les convalescences interminables, etc. »

Dans une matière aussi grave les préceptes de M. Peschier en opposition avec ceux de Rasori, Laënnec et d'un grand nombre de particiens expérimentés, la nature des faits qu'il rapporte ne nous semblent pas susceptibles d'entraîner conviction, et nous aurious passé les uns et les autres sous silence dans ce travail, si nous ne les eussions trouvés rapportés dans plusieurs ouvrages très-estimables.

Le professeur BANG — expérimenta dans l'hôpital royal de Frédéric à Copenhague la méthode rasorienne sur 54 malades, le plus souvent après une saignée, 2 seulement ont succombé : « d'après ces expérieuces, dit l'auteur, je regarde la méthode en question comme aussi sûre que prompte, et je n'hésiterai point de continuer mes essais dans les mêmes cas. Ce ne sera cependant que lorsque continuées pendant plusieurs années de semblables expériences auront toujours obtenu le même succès, que l'on pourra donner la préférence au traitement en question sur celui auquel on a recours habituellement, et peut-être l'appliquera-t-on alors aussi avec succès aux affections aiguës ou chroniques d'autres organes. » (Bayle *Biblioth. de médic.* tom. 1 pag. 269).

Les prévisions de M. Bang dans l'opinion duquel nous nous plaisons à trouver la réserve d'un bon esprit n'ont pas tardé à se vérifier.

M. WOLFF — médecin à Varsovie, conduit par une

circonstance imprévue à l'emploi du tartre stibié d'a-
près la méthode que nous indiquons dans le traitement
des inflammations de poitrine a guéri 10 malades sans
qu'il fût nécessaire de recourir à d'autres moyens, ou
du moins ils ont été débarrassés de la complication inflammatoire dans les cas où la maladie principale était
incurable. Chez le plus grand nombre de malades il y
a eu un ou deux vomissemens entre la première et la
troisième cuillerée du remède, ensuite quatre à cinq
selles suivies de constipation à laquelle il a fallu remé-
dier en augmentant la dose de l'émétique, et en faisant
prendre une tisane de follicules de séné.

M. Hufeland — rapporte que le tartre stibié a été
employé dans l'institut polyclinique avec le succès le plus
marqué contre les fluxions de poitrine, c'est à cette
occasion qu'il revendique en faveur de son pays l'in-
vention de cette méthode : «elle est due, dit-il, aux
médecins allemands, et l'on peut même lui assimiler
l'application que fit Huxham de son vin antimonié,
comme aussi l'administration de l'émétique en lavage
usité depuis longtemps en France. Ce fut l'école de
Goettingne qui sous Brendel et Schroeder la mit en
usage en Allemagne, et il y a plus de 40 ans que
Richter dictait à ses élèves la formule d'une potion où
l'émétique entrait à la dose de 3 grains et qu'il consi-
dérait comme spécifique de la pleurésie. » (*Loc. cit.*
pag. 273.)

Nous abandonnerons d'autant plus volontiers l'examen de cette question de priorité que les réclamations
de M. Hufeland ne paraissent pas très-bien fondées,

en considérant la méthode rasorienne sous son véritable point de vue, c'est-à-dire sous le rapport des doses très-élevées du médicament et de l'influence particulièrement sédative que le médecin de Milan se propose d'obtenir dans son emploi.

M. Fontaneille — en 1817 inséra dans les annales cliniques de Montpellier un mémoire que vainement il avait adressé 9 ans auparavant à la société de médecine de Paris, arrêté par la nouveauté des faits, et qui contient l'exposé de la pratique de Rasori dans cette maladie. Près de 600 péripneumoniques auxquels il a vu donner graduellement de 6 grains à 1 ou 2 gros d'émétique par jour ont été promptement soulagés, rarement la maladie a dépassé 2 septenaires, les sept dixièmes n'ont été malades que de sept à onze jours, la mortalité a été de 1 sur 20, aucun malade n'est devenu phthisique, ou n'a été atteint d'affections organiques. » (*Dict. de mat. med. Merat et Delens*, tom. 3 pag. 93).

M. Strambio — adversaire très-ardent de la doctrine du contro-stimulus a publié vingt-quatre observations de pneumonie recueillies par Prato à la clinique de Rasori et principalement choisies parmi celles qui se sont terminées d'un manière funeste. Tous les malades qui en font le sujet à l'exception de deux, avaient été saignés plusieurs fois, et avaient pris le tartre stibié depuis 12 grains par jour jusqu'à l'énorme dose de 5 gros. Si l'extrême concision des détails de l'autopsie cadavérique ne diminuait beaucoup la confiance que méritent les quinze observations suivies de mort, elles seraient fort remarquables sous plusieurs points de vue. D'abord la plupart indiquent les organes digestifs comme étant parfaitement sains, d'un autre côté les lésions pulmonaires sont loin d'être assez intenses sur plusieurs sujets pour expliquer la mort, ce qui porte M. Strambio à penser que ces malades ont succombé par épuisement des mouvemens vitaux, épuisement qui d'après ce médecin; aurait été l'effet des énormes doses de tartre stibié. Parmi les neuf malades qui ont guéri, sept avaient été saignés une ou plusieurs fois, plusieurs n'avaient éprouvé une amélioration bien tranchée qu'après avoir pris le tartre stibié, celui-ci avait provoqué des évacuations chez certains malades, point chez d'autres. » (*Bayle, Bibliot. med.* tom. 1 pag. 301.)

M. DELOURMEL DE LA PICARDIÈRE — a consigné dans sa thèse sur l'*Emploi de l'émétique dans le rhumatisme articulaire.* Paris, 1827, n° 40, les résultats de quinze observations favorables à cette médication, plusieurs lui furent communiquées par M. Ribes, (*loc. cit.* p. 301.)

Nous rapporterons ces faits dans la seconde partie de notre travail.

M. MÉRIADEC-LAENNEC — a communiqué à M. Bayle, un extrait des observations qu'il a recueillies à l'hôpital Necker et à la Charité, sur l'emploi de l'émétique à haute dose dans leur traitement du rhumatisme, ces observations favorables à la méthode rasorienne seront également consignées au nombre des faits pathologiques de notre seconde partie.

M. DELAGARDE — s'exprime ainsi (*Arch. gener. de*

med. t. 4 p. 482) « : J'ai été témoin de l'administration du tartre stibié à l'hospice clinique de la faculté de médecine de Paris, où M. le professeur Laënnec l'emploie à haute dose et avec succès dans diverses maladies, entr'autres dans les inflammations du poumon et le rhumatisme articulaire aigu. Loin de moi la pensée de me faire l'apôtre de la nouvelle doctrine médicale italienne, je laisse à ses partisans le soin de la défendre, je ne veux que rapporter des faits qui m'ont paru dignes de quelqu'intérêt. L'émétique et en général tous les contro-stimulans, n'ont un effet salutaire que lorsqu'il y a tolérance de la part du malade ou aptitude à supporter le médicament, mais il est impossible de juger à priori, si cette heureuse condition existe ou non, il n'y a pour l'apprendre que la voie de l'expérience ; Rasori lui-même n'en connaît pas d'autre, il faut donc d'abord sonder le terrain, et pour cela on commence par une dose faible en comparaison de celle où l'on peut arriver si la tolérance existe. » M. Delagarde rapporte ensuite quatorze observations à l'appui des principes qu'il vient d'établir, nous les utiliserons dans la seconde partie.

M. Félix Vacquie, dans un mémoire intitulé *Considérations Cliniques et Physiologiques* sur l'emploi du tartre stibié à haute dose dans le traitement de la pneumonie et du rhumatisme, mémoire inséré dans ceux de la société médicale d'émulation de Paris, t. 9. p. 307, énonce les opinions suivantes relativement à cette médication :

« Long-temps avant les observations des médecins d'Italie, des essais avaient été faits à différentes époques, en France sur le mode d'administration de l'émétique à doses plus ou moins considérables, c'est de cette manière d'ailleurs, que le donnaient les successeurs des alchimistes, qui les premiers introduisirent les préparations d'antimoine parmi les agens de la matière médicale..... La tartre stibié fut de tout temps employé à haute dose dans quelques maladies, parmi lesquelles nous citerons l'apoplexie, certaines coliques, etc, où le défaut d'excrétion quelconque et de tout autre effet médicamenteux appréciable de la part de cette substance l'avait fait classer de bonne heure parmi les *altérans. (Desbois de Rochefort, mat. med. t. 1 p. 261.)* Il demeure ainsi démontré que quel que fût le sentiment théorique qui guidait les praticiens dans ces cas, la possibilité d'introduire impunément dans l'économie, ou pour parler le langage des Italiens, la tolérance des doses considérables d'émétique chez l'homme, avait été depuis long-temps reconnue. Il paraît même qu'on n'était déjà guère plus timide qu'eux sur ce point, car Desbois de Rochefort, observe pour les cas précités, qu'il a été donné avec succès depuis 1 scrupule jusqu'à un demi gros et même 1 gros de cette substance. Plus récemment, mais toujours avant les premiers essais des médecins d'Italie, nous trouvons dans le recueil périodique de la société de médecine de Paris, des observations d'un praticien de Bayonne, M. Vidal, qui fait connaître les bons effets de l'émétique à la dose de 10 et 12 grains, contre quelques maladies de poitrine et autres affections aiguës. »

Quelle que soit la réalité des observations que vient

de faire M. Vacquié, en faveur des anciens, des modernes, et notamment de M. Vidal, relativement à la priorité de l'administration du tartre stibié à haute dose, dans certaines affections morbides, il n'en paraît pas moins bien établi pour nous, que Rasori fût le premier qui généralisa cette médication en lui donnant le caractère de méthode thérapeutique, surtout applicable au traitement de la pneumonie.

Après avoir rapporté quatorze observations particulières à cette méthode, et que nous utiliserons, M. Vacquié tire les inductions suivantes relativement à ses résultats :

« Les succès de cette méthode sont dans tous les cas contestables, tandis que les effets, la plupart du temps nuisibles se montrent avec la dernière évidence. Dans les cas où l'on a observé quelques résultats avantageux pour la guérison de la péripneumonie et du rhumatisme, de l'administration de 6 ou 8 grains de la substance, on les aurait également obtenus par des quantités beaucoup moindres, administrées seulement de manière à favoriser leur action ordinaire. Que d'après cela la méthode dont il s'agit doit être réservée pour quelques affections particulières, entr'autres pour les maladies cérébrales. Sous aucun prétexte il n'est permis au praticien prudent de dépasser la dose de 18 grains ou un scrupule, même dans les affections comateuses. »

Cette opinion diamétralement opposée à celle de Rasori, de Laënnec et d'un grand nombre de praticiens, nous paraît comme les précédentes, avoir besoin d'une masse de faits bien observés, pour arriver à leur juste appréciation, nous ne voulons donc rien préjuger ici,

de la manière dont nous aurons à la modifier après la
comparaison des faits pathologiques opposés.

DANCE. — (Mémoire sur l'emploi du tartre stibié à
haute dose dans le rhumatisme articulaire aigu , arch.
génér. de méd. t. 19, p. 485). Se proposant de prouver
que cette médication n'est pas toujours praticable dans
les cas auxquels on l'a spécialement appliquée, qu'elle
n'est pas toujours innocente, que mettant même de
côté ces chances défavorables , son efficacité, dans le
rhumatisme articulaire aigu , ne l'emporte point sur
celle des méthodes ordinaires de traitement, cite
vingt observations de rhumatisme articulaire aigu, et
d'une pneumonie avancée, recueillies dans le service
de l'estimable docteur Husson, observations dont nous
ferons usage, et s'exprime ainsi, relativement aux
principaux points de la méthode rasorienne.

« Quelques malades et notamment les femmes ont
montré une telle irritabilité des organes digestifs ,
qu'il a été impossible d'obtenir une tolérance quelconque, même à de faibles doses d'émétique ; d'autres
ont éprouvé dès le début du traitement des effets analogues à ceux que détermine le choléra-morbus le
plus violent, quelques-uns n'ont pu supporter une augmentation quelconque dans la quantité du tartre stibié
sans être aussitôt en proie aux accidens. Le premier
jour du traitement, l'émétique a presque entièrement
déterminé des vomissemens, des déjections alvines nombreuses, qui se sont prolongées quelquefois pendant plusieurs heures après les dernières prises de la boisson
émétisée... Les évacuations alvines se composaient de

matières liquides, jaunâtres, abondantes, indiquant
un surcroît de sécrétion biliaire et intestinale... La
plupart se disaient soulagés, leurs articulations étaient
moins engorgées et plus libres dans leurs mouvemens,
à tel point qu'on les aurait crus guéris dès le premier jour
du traitement, mais ordinairement ce soulagement n'était
que passager, le deuxième jour les vomissemens sont
devenus moins fréquens ou même n'ont point eu lieu...
Mais nous n'avons pas en général observé de changemens
favorables, aussi marqués dans leur état que le premier
jour. Le troisième jour, la tolérance est devenue plus
grande.... Nous remarquerons à cet égard qu'elle s'est
établie plus promptement, et d'une manière plus franche et plus permanente pour l'estomac que pour
l'intestin, car beaucoup de malades ont continué à
éprouver des déjections alvines, et non des vomissemens après les premiers jours du traitement... Pendant
celui-ci le sentiment de la faim qui était nul, s'est ré-
veillé chez la plupart des malades avec une certaine
activité, les alimens ne paraissaient point les incom-
moder, on ne voyait point la langue rougir ou se des-
sécher, chez quelques-uns même elle devenait plus
pâle que dans l'état naturel, et très-généralement on
n'observait aucun syptôme permanent d'irritation gastro-intestinale. Plusieurs, arrivés au sixième, septième
ou huitième jour du traitement, et sans en être notablement fatigués, ont fini par contracter une répugnance
et un dégoût insurmontable pour la boisson émétisée,
et se sont refusés à continuer le même traitement, si
l'on eût persisté dans son emploi, on eût provoqué in-

failliblement des vomissemens. L'estomac et l'intestin perdent assez promptement cette habitude de stimulation qui paraît amener la tolérance, car si l'on est forcé de suspendre le traitement pendant un jour ou deux, les mêmes doses d'émétique qui ne déterminaient point de vomissemens ou d'évacuations alvines et même des doses bien inférieures, ont manifesté leurs effets comme au début du traitement…. Si la tolérance dépendait d'un état morbide, que Rasori désigne par le mot vague de diathèse, comment se fait-il que nous n'ayons point observé de tolérance dans les rhumatismes extrêmement aigus, avec diathèse inflammatoire très-forte, et que cette tolérance ait été la plus complète possible, dans les cas où il n'existait qu'une simple douleur sans fièvre, sans trouble des fonctions… La tolérance n'est-elle pas au contraire le résultat d'une sorte d'habitude hâtive dans laquelle on contraint l'estomac…. Dans notre manière de voir, elle n'est point un phénomène lié exclusivement à l'état de maladie à tel ou tel état morbide et en dépendant, ni le résultat de propriétés particulières dont jouirait l'émétique à haute dose… L'action de ce médicament n'est-elle pas une large révulsion agissant sur une foule immense de follicules dont les sécrétions sont augmentées, et produisent en somme une déperdition de fluides aussi abondante que plusieurs saignées ? Car vingt à trente garde-robes liquides, répétées pendant deux à trois jours, représentent assurément plusieurs livres de sang dans la masse des humeurs. La vaste étendue de la surface sur laquelle est portée cette action révulsive, son organisation vasculaire et nerveuse, ses nombreuses sympathies n'expliquent-elles pas pourquoi ce mode de révulsion est quelquefois rapidement curatif? Pourquoi sous son influence certains rhumatismes guérissent plus promptement que par la saignée? Si nous avions recours à cette médication contre le rhumatisme, ce serait au début de cette maladie, et non à une période avancée; mais nous aurions une plus grande confiance dans le traitement antiphlogistique, et nous n'insisterions pas sur l'emploi du tartre stibié dans la persuation où nous sommes que le rhumatisme aigu a quelque chose de fixe dans sa marche et sa durée, malgré les moyens les plus actifs et les plus perturbateurs. A l'égard des maladies autres que le rhumatisme, dans lesquelles l'émétique à haute dose a été proposé, telles que la pneumonie aiguë en particulier, nous procéderons avec les mêmes précautions et les mêmes réserves, attendant encore de l'expérience des données plus certaines sur la valeur de ce traitement dans des maladies... En général nous réserverions cette médication pour les cas urgens, devenus ou réputés incurables par les moyens ordinaires, et dans lesquels une révulsion et une perturbation puissante pourrait laisser quelque espoir de succès, guidé par ce précepte : *melius remedium anceps quàm nullum.* »

Il est facile de voir par cet exposé de principes que Dance n'accorde aucune valeur thérapeutique au tartre stibié à haute dose comme méthode spéciale, et qu'il en fait un pis aller dont on pourrait même se dispenser d'après cet axiôme qu'il établit : *primum non.*

nocere; que d'autre part il envisage ces effets à peu-
près exclusivement sous le point de vue de la dérivation, nous verrons bientôt, s'il est possible d'admettre
des idées aussi exclusives d'après la masse des faits que
nous aurons soin de rassembler.

M. le professeur ROSTAN — (*cours de médecine clinique* t. 3. p. 381.) s'exprime ainsi relativement à la
méthode rasorienne : « quoiqu'il soit exact de dire que
l'usage de l'émétique à haute dose, n'est point un in-
vention moderne, puisqu'on le trouve recommandé
dans un formulaire des hôpitaux de Paris imprimé en
1764, c'est cependant à l'école italienne que cette médication doit l'espèce de faveur dont elle a joui récemment..... on a reccommandé l'emploi de l'émétique
à haute dose principalement dans trois maladies : la
pneumonie, l'hémorragie cérébrale, le rhumatisme;
un mémoire intérressant a été publié dernièrement
par un jeune médecin très reccommandable (Dance)
sur les effets de cette médication dans le rhumatisme,
et les conclusions de ce mémoire fondées sur des faits
exacts et nombreux, ne sont nullement favorables à la
méthode contre - stimulante..... toutefois si les
moyens rationels avaient échoué dans une hémorragie
cérébrale ou dans une pneumonie, si les signes d'agonie, tels que la sueur froide, la perte complète de
connaissance, etc., se manifestaient, on pourrait recourir à cette médication. »

Ce jugement n'est pas favorable comme on le voit à
la méthode que nous examinons, autant vaudrait peut-
être la proscrire entièrement. Le dilemme suivant

nous , paraît en effet établir positivement cette opinion : ou la méthode rasorienne employée dans les cas
indiqués par M. Rostan, ne réussira jamais, et dans
cette hypothèse il est assurément peu généreux d'ac-
cumuler sur elle toutes les responsabilités néchrologi-
ques ; ou bien elle sera quelquefois suivie de succès, et
dès-lors ses résultats merveilleux laisseront à regretter
de ne l'avoir pas employée plutôt et dans un plus grand
nombre de cas.

M. Lemasson — (*journ. hebd.* t. IV. p. 411.) exprime les idées suivantes, relativement à l'emploi du
tartre stibié à haute dose, dans quelques cas de pneumonie et de rhumatisme : « l'hiver de 1829 à 1830, qui
avait été marqué par une grande quantité de pleuro-
pneumonies et de rhumatismes articulaires, m'avait
fourni l'occasion d'observer un certain nombre de fois
l'action de l'émétique employé à haute dose dans ces diverses phlegmasies... depuis ce temps , j'ai eu occasion
de suivre de nouvelles expérimentations , et d'acquérir
de nouvelles preuves de l'efficacité de l'émétique dans
plusieurs inflammations et notamment dans certaines
pneumonies, je dis dans certaines pneumonies, car
bien que j'estime qu'en général, on craint ou on néglige trop ce moyen thérapeutique, je suis bien loin
d'en faire une panacée universelle, et de chercher
surtout à le substituer aux saignées dont les heureux
effets ont de tout temps été sanctionnés par l'expérience appuyée sur le raisonnement..... je regarde
les larges émissions sanguines , comme devant constituer d'une manière générale la base de la thérapeuti-

que dans la pneumonie, et n'ai jamais recours à d'autre moyen qu'après que les premiers ont complétement échoué ou m'ont paru insuffisans. Mais il faut bien le reconnaître, il n'arrive que trop souvent que la maladie ne cède pas aux saignées, c'est un fait d'expérience journalière qui ne demande plus de preuves. »

M. Lemasson résume ainsi les circonstances qui lui paraissent offrir les seules et véritables indications de la méthode italienne : « insuccès des moyens antiphlogistiques ordinaires, débilitation générale trop grande pour comporter les émissions sanguines, complication de phénomènes hépatiques, ce qui constitue pour moi la pneumonie bilieuse, » il rapporte six observations que nous analyserons bientôt et croit pouvoir en tirer plusieurs conclusions, dont nous devons surtout noter les suivantes : « Le tartre stibié peut produire des guérisons refusées à l'emploi des émissions sanguines dans les cas de pneumonie bilieuse, il présente une action médicatrice très grande, non-seulement pour la phlegmasie pulmonaire, mais même pour la maladie hépatique concomitante; il veut être administré à dose concentrées, sans quoi le médecin n'obtient pas les résultats desirés, l'action du médicament ne devant point agir pour le cas de pneumonie comme simple émétique. Il est non-seulement un agent révulsif ordinaire du canal intestinal et de la peau, mais son action porte d'une manière spéciale sur la muqueuse bronchique et sur l'organe central de la circulation, phénomènes qui du moins que je sache, n'avaient point encore été jusque-là ainsi envisagés. Il peut-être administré à des doses considérables, sans nuire aux fonctions digestives. »

Ces principes généralement très sages, nous paraîtraient plus conformes encore à la vérité, si l'auteur avait considéré l'émétique plutôt comme un moyen complémentaire de la saignée, qu'à la manière d'un agent applicable en désespoir de cause.

M. le professeur ANDRAL —(*clinique méd. dernière édition*) établit ainsi les principes qu'il admet relativement à la méthode rasorienne : « Dans ces derniers temps on a appliqué à la pneumonie le traitement contro-stimulant, et l'on a surtout employé contre cette maladie les préparations antimoniales à haute dose; j'ai réjeté ces essais, et voici à quoi je suis arrivé. »

« J'ai administré le tartre stibié depuis la dose de 6 grains jusqu'à celle de 32 grains en vingt-quatre heures et j'en ai continué l'emploi plusieurs jours de suite, je le donnais soit étendu dans quatre verres d'infusion de feuilles d'oranger, soit concentré dans une potion de cinq onces, dans aucun de ces cas, excepté dans deux que nous avons cités, tome premier de la clinique, je n'ai vu d'accident grave résulter de ce genre de médication; tantôt les malades n'ont présenté aucun signe d'irritation des voies digestives, il n'ont eu ni nausées, ni vomissemens, ni diarrhées, ni douleurs abdominales, la langue est restée humide et sans rougeur, tantôt les malades ont eu des nausées qui chez quelques-uns sont devenues si fatigantes qu'il leur était impossible de continuer l'usage du médicament; d'autres enfin ont eu des vomissemens de la diarrhée ; mais dans tous les cas soumis à mon observation il m'a suffi de suspendre l'emploi du tartre stibié pour voir ces accidens disparaître. Il suit de ces faits que le tartre stibié peut être donné à haute dose pendant plusieurs jours de suite sans que, dans l'immense majorité des cas, son emploi soit suivi d'accidens graves du côté des voies digestives, mais ce médicament est-il utile ? A cela je répondrai que, sans prétendre nier ce qui a été avancé par d'autres, dans aucun des cas que j'ai observé moi-même, je n'ai vu la pneumonie être influencée d'une manière avantageuse par l'emploi du tartre stibié à haute dose. Ce médicament ne m'a pas paru d'ailleurs plus efficace contre la pneumonie dans les cas où il était toléré par les voies digestives, que dans ceux où il déterminait soit de pénibles nausées, soit des vomissemens, soit de la diarrhée. J'ai aussi essayé contre la pneumonie l'emploi de l'oxyde blanc d'antimoine, je l'ai donné soit dans un loock, soit dans une potion de cinq onces, depuis la dose d'un gros jusqu'à celle de 8 gros en vingt-quatre heures. Dans aucun cas je n'ai vu ce médicament, en le supposant bien lavé, déterminer des troubles appréciables du côté des voies digestives, il semble que ce soit une poudre inerte que l'on introduit dans l'estomac. Je n'ai jamais vu, ainsi qu'on l'a avancé, que l'oxyde blanc d'anti-moine ralentît la respiration et la circulation ; quant à son influeence thérapeutique, elle m'a paru toujours bien peu marquée ; et je doute fort d'après ce que j'ai observé moi-même que cet agent ait jamais été de quelqu'utilité dans les maladies contre lesquelles on l'a employé. »

Ces conclusions du judicieux professeur que nous venons de citer offrent un double intérêt dans la question. D'abord elles établissent que l'antimoine et ses préparations, surtout le tartre stibié, plus spécialement encore l'oxyde blanc, soigneusement lavé, n'offrent pas les influences nuisibles que leur ont attribué plusieurs praticiens, et que dès-lors on peut les expérimenter sans danger, toutefois avec prudence. Ensuite, que dans un certain nombre de cas, dans certaines localités, au milieu de circonstances particulières, la méthode italienne est loin de présenter l'efficacité que l'on a par conséquent trop généralisée; toutefois sans que ces résultats cliniques puissent détruire, comme l'observe lui-même M. Andral, toute la validité des principes établis sur des faits également bien constatés, mais recueillis dans d'autres lieux, au milieu d'autres conditions.

M. le docteur Manry — dans son service médical à l'hôpital Saint-Louis, a mis en usage la méthode rasorienne avec des résultats variés pour la pneumoine. Au nombre de ses malades les uns ont été guéris, les autres soulagés temporairement. Aucun n'a présenté de résultats fâcheux; notre estimable et judicieux confrère ayant toujours apporté dans cette médication la prudence et la circonspection qu'elle exige. Quant aux applications du tartre stibié dans le traitement du rhumatisme, elles n'ont jamais offert à M. le docteur Manry aucun effet satisfaisant.

M. Téallier — dans un ouvrage intitulé : du tartre

stibié et de son emploi dans les maladies, ouvrage couronné en 1832 par la société de médecine de Toulouse,
admet les idées suivantes relativement à la méthode
que nous étudions, page 179 : « Il n'est pas d'écrivain
en médecine qui ne parle de l'usage de l'émétique dans
le traitement des maladies de l'appareil digestif, ce sel
est la panacée de la plupart des praticiens des campagnes; des observations innombrables semblent déposer
en sa faveur, et cependant, il faut le dire, l'observateur reste incertain au milieu de cette stérile abondance..... Après avoir donné à la méthode de traitement de Rivière et de Stoll dans les fluxions de poitrine
l'attention qu'elle mérite, j'abordai l'emploi du tartre
stibié à haute dose dans les maladies en commençant
par la pneumonie..... je m'estimerais heureux, en joignant mes observations à celles de savans praticiens,
si je pouvais répandre quelque lumière nouvelle sur
ce sujet, et contribuer à populariser un agent thérapeutique doué de propriétés curatives d'une grande
énergie. L'impuissance de la saignée dans le traitement
de la pneumonie m'avait été plus d'une fois démontrée,
elle m'avait même paru aggraver les symptômes dans
quelques circonstances, et être tout-à-fait applicable
dans quelques autres; aussi privé des secours d'un
moyen thérapeutique que la plupart des médecins considèrent comme héroïque, j'ai dû chercher dans une
médication nouvelle des ressources que l'art de
guérir ne m'offrait nulle part contre des états pneumoniques désespérés, je les trouvai dans le tartre stibié
à haute dose..... Je commençai à l'administrer à des

malades qui avaient épuisé la série des moyens médicaux rationnels, et qui me paraissaient voués à une mort certaine ; des succès inespérés furent obtenus et ils m'enhardirent à étendre cette pratique à des pneumonies récentes et à des symptômes moins alarmans. Le triomphe du remède n'en fut que plus prompt et plus décisif, de telle sorte que je n'hésite pas, aujourd'hui que mes observations sont multipliées, à le proposer comme constituant la méthode du traitement le plus sûr et le plus expéditif, bien entendu que je ne prétends pas lui donner une préférence exclusive sur les nombreux moyens dont l'utilité est consacrée par l'expérience, persuadé que je suis, qu'en médecine plusieurs routes peuvent conduire au même but, mais je crois pouvoir le placer le premier entre les meilleurs. »

L'opinion de M. Téallier nous paraît un peu tranchée, nous aurions désiré qu'il précisât davantage les circonstances, les dispositions pathologiques dans lesquelles cette méthode perturbatrice peut offrir tous les avantages qu'il n'hésite pas à lui concéder. Toutefois, comme son ouvrage contient des observations, nous les rapprocherons d'un certain nombre d'autres, et nous verrons en quoi ces principes diffèrent de ceux que nous croirons alors devoir établir.

M. RÉCAMIER—(*de l'emploi de l'oxyde blanc d'antimoine dans les inflammations ; Gazette méd. 1832 p. 503*) exprime ainsi ses opinions relativement à la méthode italienne.

« M. le rédacteur, les renseignemens que vous me

demandez sur l'emploi de l'oxyde blanc d'antimoine, ne peuvent encore être complets, car pour conclure il faut un nombre de faits plus grand que celui que nous possédons, quoiqu'ils soient déjà considérables, et avoir opéré dans des circonstances différentes..... Trouvant la cure par le tartre stibié à haute dose aventureuse, et craignant que dans nos climats ses effets ne fussent pas les mêmes que sous le ciel d'Italie, je dus attendre que le temps fît connaître les circonstances les plus favorables à l'usage de ce genre de moyen et fît aussi la part de l'enthousiasme et des mécomptes de l'empressement. Cependant je rencontrais comme auparavant de nouveaux cas dans lesquels les pneumoniques n'étaient pas soulagés par la saignée, ces cas étaient bien plus fréquens encore dans les affections rhumatiques, pleurétiques, hémoptoïques, méningitiques, etc.... Les succès de l'émétique furent balancés par des échecs, mais je commençai à distinguer que les cas où le tartre stibié à haute dose réussissait le mieux, étaient précisément ceux où la maladie avait résisté aux autres moyens de traitement..... L'intolérance assez fréquente à Paris, du tartre stibié, me conduisit bientôt à lui substituer l'oxyde rouge d'antimoine, ou kermès minéral; il agit avec avantage dans plusieurs cas, mais il se trouva encore des sujets qui le supportèrent mal à haute dose. Je m'adressai alors à l'oxyde blanc d'antimoine lavé, les bienfaits furent les mêmes que ceux du tartre stibié, et les intolérances beaucoup moins répétés..... Depuis plusieurs années, les succès du tartre stibié, du kermès minéral et de l'oxyde blanc d'antimoine, ont été constatés dans un assez grand nombre de cas de pneumonie avec hépatisation ; dans tous ces cas la fréquence de la respiration et de la grande circulation ont diminué au point que la respiration a été ramenée jusqu'à 6 par minute, et la circulation jusqu'à 45 dans le même espace de temps. Lorsque le pouls et la respiration n'ont pas perdu leur fréquence morbide, les malades ne m'ont pas paru éprouver un soulagement aussi décidé que dans les cas où cette diminution avait lieu..... Les saignées et les évacuans employés avant l'usage des préparations antimoniales n'ont pas empêché leurs bons effets, il est même probable que ces bons effets seront favorisés par une saignée préparatoire en cas de dureté considérable du pouls, ou par les émétocathartiques en cas d'affection bilieuse plus ou moins prononcée......Il y a très-peu de cas où l'on se soit cru obligé d'appliquer consécutivement des vésicatoires près des organes malades ; cela est cependant arrivé dans une circonstance bonne à remarquer. »

Ces considérations nous paraissent très-sages dans leurs prévisions et leur réserve, et nous verrons bientôt d'après les faits que le conseil de faire précéder l'emploi de l'émétique à haute dose par les émissions sanguines est conforme à l'opinion du plus grand nombre des praticiens.

M. TROUSSEAU — dans un bon article sur les effets physiologiques et thérapeutiques des antimoniaux (*Dict. de med. t.* 3, *p.* 220), émet les idées suivantes relativement à l'action de l'émétique à haute dose dans un grand nombre d'altérations, et notamment dans le rhumatisme articulaire et la pneumonie : « Il est peu de médicamens qui aient excité autant de controverses que l'antimoine, long-temps proscrit par des arrêts solennels émanés ou des grands corps politiques de l'état, ou des facultés de médecine, il a été vanté avec une exagération que la persécution seule pouvait justifier, il a été déprécié avec un acharnement que ne justifiaient pas toujours les accidens causés par l'imprudence ou l'impéritie..... toutes les préparations antimoniales, quelles qu'elles soient, possèdent une propriété irritante d'autant plus active qu'elles sont plus solubles. »

C'est en partant de ce principe de chimie médicale que MM. Récamier, Bonnet et Trousseau, dans un certain nombre de cas où l'on devait surtout éviter l'action vomitive, tout en conservant l'influence antimoniale, ont substitué avec avantage l'oxyde blanc d'antimoine au tartre stibié. Cet exemple pourra peut être à l'avenir être utilement suivi. Des faits nombreux et bien observés devront seuls à cet égard fixer l'irrésolution des esprits.

« En général lorsque l'on a soutenu pendant plusieurs jours la médication par le tartre stibié, le malade éprouve dans toute la gorge, dans la bouche, et sur la langue, un sentiment de tension qui s'accompagne de quelques douleurs et d'un goût métallique bien prononcé, phénomènes que quelques personnes ont désigné sous le nom de sursaturation antimoniale..... Je ne sache pas que personne ait apprécié convenablement l'immense influence que le régime exerce sur les effets thérapeutiques de l'antimoine..... Tant que nous tenions les malades à la diète, c'est-à-dire qu'ils ne mangeaient que trois soupes par jour ou le quart de portion, nous observions les phénomènes généraux, mais lorsque les malades mangeaient la demie ou les trois quarts, le pouls et la respiration reprenaient leur fréquence normale, et la sécrétion urinaire n'était pas augmentée d'une manière aussi notable..................

.... J'ai traité par l'antimoine 58 péripneumonies aiguës, 2 malades seulement ont sucombé, savoir une femme de 71 ans, entrée au onzième jour de la maladie, et traitée pendant quarante-huit heures, et un homme de 40 ans, entré au cinquième jour de la maladie et traité pendant cinq jours...... Le tartre stibié, l'antimoine métallique, le protoxyde, le deutoxyde et le tritoxyde d'antimoine, l'hypoantimonite, l'antimonite et l'antimoniate de potasse, le kermès, ont été administrés aux malades, et les effets thérapeutiques généraux ont été invariablement les mêmes : les effets locaux du médicament ont seuls varié...... Sur les 56 malades qui ont guéri, l'expectoration péripneumonique avait disparu quarante-huit heures après le commencement de l'administration de l'antimoine, chez 54 d'entre eux, les crachats rouillés ou sanguinolens, au moment de l'entrée des malades, présentaient le lendemain une teinte jaune moins foncée et moins de viscosité...... La fréquence et la force du pouls diminuent rapidement; ce phénomène a été constant, quelquefois pourtant il ne se manifeste que le second jour du traitement...... Sur 56 malades, 5 seulement ont conservé de la chaleur fébrile, après quarante-huit heures de l'administration de l'antimoine...... On peut établir en thèse générale, que si dans le cours d'une fluxion de poitrine, on peut à l'aide des antimoniaux, diminuer de moitié le nombre des pulsations artérielles, il ne faut évaluer qu'à un quart la diminution dans celui des mouvemens de la respiration. Ce singulier défaut d'harmonie, s'explique très-bien par l'état du poumon. En effet, alors qu'après deux jours de traitement, tous les signes extérieurs et sympathiques de l'inflammation, sont complétement dissipés, on est étonné de la lenteur avec laquelle se résout l'inflammation locale du poumon..... De tous nos malades, ceux qui ont guéri avec le plus de rapidité et qui ont obtenu, par les antimoniaux, l'amélioration la plus soudaine et la plus complète, étaient précisément ceux chez lesquels la pneumonie était la plus récente, la fièvre la plus véhémente, le pouls le plus large et le plus vibrant, la peau la plus chaude et la plus halitueuse, l'oppression la plus grande, le point de côté le plus douloureux, l'expectoration la plus ensanglantée : aussi nous gardons-nous de saigner dans ce cas, et nous ne saurions proclamer trop haut que la saignée, loin d'aider l'action de l'antimoine, comme le pensaient Laënnec et Rasori, et comme le croient encore beaucoup de praticiens, nuit au contraire singulièrement à l'influence antiphlogistique du médicament...... Une chose capitale dans le traitement de la pneumonie par les antimoniaux, c'est qu'il n'y a pas de convalescence. On craint d'être taxé d'exagération, en disant que trois jours suffisent quelquefois pour ramener un malade des

portes du tombeau, à un état de santé apparente tellement satisfaisant, que sans la persistance des signes
stéthoscopiques, il serait impossible de croire qu'il a
existé une pneumonie des plus graves..... Je terminerai
ce qui a rapport à l'antimoine employé dans le traitement de la pneumonie, en disant que tous nos malades
depuis le mois d'août 1831, jusqu'en mars 1833 ont été
traités par l'antimoine sans acception d'âge, de sexe,
de tempérament, de constitution épidémique, et
que le succès a toujours été satisfaisant. Néanmoins, je
ferai observer, et M. Récamier a déjà fait connaître ce
fait important, que durant l'épidémie de choléra qui
a ravagé Paris, ce médicament ne nous rendit pas autant de services, parce qu'il déterminait souvent des
accidens gastriques, même à une dose peu élevée..... Il
est peu de médecins qui, ayant convenablement essayé
les antimoniaux dans la pneumonie, n'aient reconnu
leur utilité dans ce cas, mais il n'en est pas de même
pour le rhumatisme articulaire aigu. Quelques praticiens : Laënnec, MM. Vyau Lagarde, Ribes, Delourmel, etc., regardent le tartre stibié à haute dose
comme l'un des meilleurs moyens pour guérir le rhumatisme articulaire, tandis que M. Chomel et Dance
citent des faits nombreux, qui semblent indiquer que
ce médicament n'a pas dans ce cas une action spéciale
bien incontestable.... Nous avons traité par les antimoniaux plus de 3o malades atteints de rhumatisme
musculaire aigu, et les résultats ont tellement varié,
qu'il nous a été impossible d'indiquer à l'égard de cette
maladie des résultats thérapeutiques, à peu près cons-

tans, comme nous l'avons fait dans la pneumonie. Les préparations antimoniales ont eu un succès rapide chez 4 de mes malades, la moitié ont éprouvé un soulagement notable et une guérison complète, en moins de vingt jours, l'autre moitié n'a pas éprouvé la moindre amélioration; chez 3 malades les accidens se sont considérablement aggravés.... La disparition du rhumathisme n'a jamais été si rapide, que lorsque l'antimoine déterminait des vomissemens et surtout des superpurgations. Une tolérance de quinze jours, n'amenait aucune autre modification, que celle que l'on pouvait raisonnablement attribuer au laps de temps qui s'était écoulé. »

Dans son Mémoire, M. Trousseau cherche plutôt à préciser la marche et le développement des phénomènes thérapeutiques effectués par l'action des antimoniaux, qu'à trouver l'explication de ces phenomènes, et ce n'est pas nous assurément qui viendrons blâmer cette manière de procéder. Sous le rapport du rhumatisme, ses idées viennent à l'appui de celles qu'avaient émises Dance et M. Chomel, quant à ses principes thérapeutiques de la pneumonie, sans doute ils éprouveront de nombreuses contradictions et de la part des inductions physiologiques, et même de la part des faits nombreux que nous aurons occasion de puiser dans les auteurs.

M. le professeur Broussais ——expose ainsi ses principes dans l'Examen des doctrines médicinales, t. 4, p. 206 : « J'avoue qu'ayant observé souvent de funestes superstimulations de l'estomac, par l'émétique donné à doses vomitives, je ne pus d'abord vaincre la répugnance que m'inspirait la méthode rasorienne, je déclarai que je considérais la surémétisation comme une révulsion exercée sur la muqueuse gastrique, et que les résultats ne pouvaient qu'en être fâcheux, toutes les fois que cette membrane se trouverait dans un état de surexcitation. On continua les expériences sans en avouer tous les résultats, mais on vit par le silence des praticiens que ses partisans étaient loin de se multiplier; seulement de temps à autre on rapportait quelques guérisons de péripneumonies rebelles que l'on avait surémétisées en désespoir de cause, les malades paraissant à l'agonie : j'avais pris aussi sur moi d'essayer cette méthode dans les mêmes cas, mais je n'avais point été heureux. Enfin, l'hiver de 1831 ayant beaucoup multiplié les congestions pulmonaires au Val-de-Grâce, je résolus de savoir à quoi m'en tenir, je revins à la potion stibiée administrée suivant la méthode de Laënnec, j'y insistai dans un grand nombre de cas, et mon opinion s'est formée. »

L'auteur continue. (*Cours de Pathologie et de Thérapeutique générales*, t. 2, p. 521.) « Je niai d'abord formellement l'assertion qu'une énorme dose d'émétique pût avoir une vertu sédative ; et j'affirmai en outre, que si l'émétique guérit ce n'est que par révulsion, je fais usage de cette méthode depuis plusieurs années, et je puis vous en faire connaître les résultats : l'émétique stimule vivement l'estomac, provoque des vomissemens et des selles, soulage et dégorge les poumons directement en raison des évacuations. J'entends néanmoins

répéter que l'émétique à haute dose agit par une propriété directement sédative, encore une fois rien n'est
plus faux : quand il ne fait pas vomir, il rend les malades plus souffrans, il produit la gastro-entérite ; et si
l'on en force la dose, il peut tuer au milieu des douleurs et des convulsions, et donner lieu à des épanchemens cérébraux..... J'ai reconnu que la meilleure manière de l'administrer dans les bronchites, les péripneumonies et les pleurésies qui ont résisté aux saignées,
après toutefois qu'on a détruit la complication de gastrite ou de gastro-duodénite, quand elle existe, par les
sangsues placées à l'épigastre, est de lui donner de l'eau
de guimauve pour excipient. De cette manière il provoque de légères évacuations, et l'on n'a besoin de le
continuer que pendant un ou deux jours, et non comme
le veut Laënnec, jusqu'à ce que les malades aient
mangé les trois quarts de la portion d'alimens..... En
somme, on peut administrer le tartrate antimonié de
potasse : 1.º quand le malade après avoir été fortement
saigné, est dans un état voisin de l'agonie; 2.º après les
saignées ordinaires sans attendre aussi tard; 3.º après un
traitement antiphlogistique de plusieurs jours, quand
on a détruit la pleurite, et qu'il reste un râle pulmonaire opiniâtre et une toux fréquente, en ayant soin
toujours de préparer les voies gastriques. »

Il serait difficile de trouver M. Broussais exclusif dans
ses conclusions, puisqu'il fait au contraire une conces-
sion bien positive à la méthode italienne, contraire à
ses principes. Nous devons reconnaître dans cette manière de procéder, le praticien qui veut expérimenter

avant d'admettre, et qui ne condamne pas entièrement les conséquences des observations des autres, lors même qu'elles ne se déduisent pas naturellement des faits qu'il a recueilli dans sa pratique particulière.

M. le professeur CHOMEL—dans la revue des cliniques de l'Hôtel-Dieu de Paris (*Gazet. méd.* 1834, p. 823), nous donne ses idées de la manière suivante, relativement à l'émétique employé dans les pleuropneumonies : « La saison rigoureuse dans laquelle nous sommes entrés (octobre, novembre), a amené le développement d'un grand nombre d'inflammations de poitrine. Plusieurs d'entre elles se sont promptement terminées par la mort, à peu près toutes se sont montrées avec leurs symptômes les plus caractéristiques. Pour les combattre, les émissions sanguines ont généralement été employées avec plus de succès que les préparations antimoniales. Dans l'état actuel de la science, il est impossible d'apprécier les circonstances qui peuvent motiver la préférence pour une de ces médications, l'expérience a prouvé néanmoins que sous certaines constitutions médicales, l'émétique, l'antimoine diaphorétique, le kermès minéral, etc., ont généralement mieux réussi dans les pneumonies que les émissions sanguines. Nous avons été nous-même autrefois témoin des succès de ces agens thérapeutiques, dans les mains de ceux qui se voient aujourd'hui forcés de renoncer à leur emploi, soit qu'ils agissent comme purgatifs, soit qu'ils jouissent de la propriété contre-stimulante, soit enfin qu'ils aient une action spéciale sur certaines inflammations, toujours est-il qu'on ne saurait leur con-

tester une influence salutaire dans le traitement de plusieurs pleuropneumonies, le difficile est de saisir les
indications. Toutefois nous avouerons que les antimoniaux ne nous ont pas paru, comme l'ont avancé quelques auteurs, avoir une action prononcée sur la circulation ; si après leur administration les pulsations du pouls
se sont ralenties, on pouvait à juste titre rapporter cet
amendement à une amélioration notable survenue dans
l'inflammation parenchymateuse du poumon. »

M. Chomel nous semble placé sur le véritable terrain de la buestion, nous pensons avec lui que l'on ne
tient pas un compte suffisant des constitutions médicales dans l'administration des agens thérapeutiques en
général, et de l'émétique à haute dose en particulier.

M. Franc — élève des professeurs Delpech et Lallemand de Montpellier, fait connaître leurs opinions
relativement à l'emploi du tartre stibié à haute dose
contre les lésions trumatiques, dans un mémoire publié
à Montpellier, année 1854; nous y remarquons surtout
les passages suivans : « J'ai vu un médecin de Paris.
M. L... chez lequel M. Lallemand employa l'émétique
à haute dose avec le sirop diacode pour un rhumatisme
général, les premières doses du remède furent suivies
de délire, d'un état d'agitation extrême, d'un tremble-
ment de tous les membres ; ces effets évidens du nar-
cotisme nécessitèrent la suspension de l'émétique et
l'emploi d'un autre traitement. M. Lallemand, obligé
de s'absenter, fut remplacé par M. Delpech qui employa chez le même malade l'émétique sans le sirop
diacode. Administré de cette manière, l'émétique ne

donna lieu à aucun accident, les douleurs se calmèrent, et un rhumatisme extrêmement grave finit par guérir par ce moyen..... Je dois consigner ici que j'ai pu observer les effets de la diathèse, comme le dit Rasori, sur la plupart des malades, elle manque quelquefois au commencement, elle se prononce ensuite, et finit par cesser complétement ; ce qui est démontré à une époque variable de la médication par des nausées et des vomissemens..... Le pouls donnant 95 pulsations par minute après la première dose d'émétique est tombé à 80 ; le surlendemain à 75, les jours suivans à 70, 64, 60..... Le malade est quelquefois extrêmement faible, peut à peine soulever ses membres de dessus son lit, les moindres mouvemens lui causent une fatigue extrême..... On comprend qu'on ait bon marché d'un traumatisme même grave, quand au moyen d'un médicament on peut débiliter un malade de cette sorte, et réduire le rhythme de son pouls à 50 pulsations par minute, et même moins..... Il paraît que la muqueuse de l'estomac présente rarement des traces du passage de l'émétique, c'est surtout sur le duodénum et sur l'intestin grêle qu'on les observe..... En général le pouls ne se déprime, et l'état de prostration ne se manifeste, qu'après les 5 ou 6 premières doses de ce médicament, mais il faut le dire, cette règle souffre un assez bon nombre d'exceptions..... Il y avait un problème à résoudre pour remplir les indications du phénomène complexe de l'inflammation, c'était celui de trouver un médicament qui pût combattre à la fois l'innervation ébranlée, commuée, puis réagissant avec force, et d'autre part le système circulatoire en convulsion d'une manière secondaire. L'émétique à haute dose remplit-il ces indications ? telle est la question qui a été posée, et à laquelle je crois que les faits ont déjà répondu. Mais comment le tartre stibié se comporte-t-il pour produire un pareil résultat ? est-ce par une dérivation salutaire sur la membrane muqueuse gastro-intestinale ?... Faut-il admettre avec Delpech qu'il agit par une espèce d'intoxication, qu'il passe dans le torrent circulatoire, et imprime au sang des modifications qui secondairement donnent lieu aux phénomènes nombreux de prostration ? Adopterons-nous l'opinion de M. Magendie qui croit que l'action de l'émétique se manifeste spécialement sur le tissu pulmonaire et la muqueuse intestinale ?..... Il m'a semblé que l'action du tartre stibié se rapportait plus au système nerveux qu'au système circulatoire, que ce médicament jouissait d'une spécificité d'action sur les nerfs de la huitième paire et sur les filets d'anastomose du grand sympathique qui se rendent à l'estomac.... Des faits multipliés prouvent que soit que le tartre stibié soit introduit dans les vaisseaux d'une manière directe, soit qu'on l'applique sur une solution de continuité faite à dessein sur les tissus, il produit constamment les mêmes phénomènes que l'on observe lorsqu'il est introduit dans la cavité de l'estomac..... Le tartre stibié administré à haute dose, agit en abaissant la température de la peau, en diminuant considérablement le nombre des pulsations, en modérant l'hématose, et par suite en ralentissant toutes les fonctions organiques, de là l'abattement et la stupeur des malades. Ces effets puissans de l'émétique lui donnent une supériorité immense sur les antiphlogistiques ordinaires, et spécialement sur la saignée générale et locale. Les antiphlogistiques employés avant, ou de concert avec l'émétique à haute dose, aident puissamment celui-ci dans son action. »

Si M. Franc eût borné son mémoire à l'exposition des faits curieux qu'il contient, sans se livrer à des explications souvent hasardées et peu physiologiques, il offrirait un mérite plus incontestable encore.

M. le professeur BOUILLAUD dans son très-bon article : pneunomie, (*Dict. de méd. et de chir. pratiques* tom. 13 pag. 395) démontre d'abord que dans le traiment de la pneumonie les saignées générales ne réussissent très-bien chez les sujets forts, hypérémiques, dans les inflammations bien franches, qu'autant qu'on les emploie très-largement, dès le début de la maladie, comme il le dit, *à haute dose, à dose jugulante.* C'est alors que la statistique médicale donne des résultats bien satisfaisans. Ainsi de 1831 à 1834 sur un total de cent deux malades affectés de pneumonie, M. Bouillaud n'a perdu que douze sujets, ce qui établit une proportion d'un sur huit et demi. M. Lacaze, médecin à Montgeron près de Paris, sur quarante deux n'a perdu qu'un seul malade. Tandis que par les saignées modérées, M. Bertin en 1822 sur soixante-trois sujets a compté seize morts et que la proportion établie pour les hôpitaux de Paris soit par les faibles saignées seules, soit par les mêmes saignées avec association de l'émétique, la proportion se trouve établie par MM. Cayol, Chomel et plusieurs autres praticiens d'un grand mérite de un sur quatre. — M. Louis a vu sur cent vingt-trois malades quarante morts, etc. De telle façon qu'il est en quelque sorte arrivé par ces résultats à bannir la saignée du traitement des pneumonies. »

Il nous serait également facile de prouver par un assez grand nombre d'observations comme déjà l'a fait depuis long-temps M. le professeur Broussais, que dans les cas favorables, abstraction faite de certaines constitutions médicales, que l'on diminuera sensiblement le chiffre de la mortalité dès l'instant où l'on remplacera les saignées tardives et parcimonieuses dans le traitement de la pneumonie franche, par des émissions sanguines larges, suffisamment répétées, mais surtout pratiquées dès l'invasion de la maladie.

Arrivé à la méthode italienne, M. Bouillaud s'exprime ainsi relativement aux avantages qu'elle peut offrir. « Quant au tartre stibié à haute dose, il n'est presque aucun praticien qui ne l'ait employé, depuis que M. Laënnec a pour ainsi dire importé cette méthode italienne parmi nous. On s'est généralement assez bien trouvé de ce moyen, sagement combiné avec les émissions sanguines, mais aucun médecin, que je sache, ne lui a vu opérer des merveilles semblables à celles dont parle M. Laënnec. Je l'ai moi-même mis en usage dans une douzaine de cas, après avoir largement saigné les malades et je n'ai point eu à m'en repentir. Je regrette que les médecins nombreux qui ont expérimenté la méthode rasorienne n'aient pas suivi l'exemple de M. Laënnec et fait connaître le chiffre de leur mortalité. Voici cependant un document de ce genre que nous devons à M. Danvin : sur quinze péripneumoniques traités par l'émétique à haute dose dans le service de M. Louis, six ont succombé. Des émissions sanguines très-modérées avaient été employées concurremment avec l'émétique, ici la mortalité a été de plus d'un tiers des malades. »

Il est aisé de voir que M. Bouillaud se prononce dans cette question avec toute la réserve d'un praticien consciencieux sur une méthode qu'il n'a pas suffisamment expérimentée pour la juger définitivement d'après les faits qui lui sont particuliers.

Nous croyons avoir convenablement dans cette première partie, précisé l'état actuel de la science relativement aux opinions des auteurs sur les avantages et les inconvéniens du tartre stibié à haute dose dans le traitement des maladies en général, et dans celui du rhumatisme et de la pneumonie en particulier. Nous devons actuellement arriver à l'estimation positive des effets de cette substance comme agent thérapeutique essentiellement dirigé contre ces dernières altérations.

DEUXIÈME PARTIE.

—

FAITS PATHOLOGIQUES.

L'exposé que nous venons de faire des opinions professées par les médecins, dont les travaux peuvent offrir le plus grand poids dans la solution du problème qui va nous occuper, fait assez connaître combien ces opinions sont nuancées, diversifiées et même en opposition directe pour que l'on sente la nécessité de procéder avec toute la puissance des faits, avec toute la rigueur des inductions positives, dans la solution d'une question aussi grave.

Deux moyens s'offrent à nous : 1° les expériences faites sur les animaux et même sur l'homme et par lesquelles nous pouvons apprécier les effets des antimoniaux, et notamment du tartre stibié sur l'organisme vivant; 2° les observations authentiques de l'administration de ce médicament contre le rhumatisme et la pneumonie, observations qui nous donnent la faculté de porter un jugement fondé sur les avantages et les inconvéniens de cette médication, dans les altérations morbides que nous venons de signaler.

EXPÉRIENCES.

Nous en trouvons de deux ordres dans la science, les unes faites sur les animaux, surtout par MM. Magendie et Flourens, les autres sur l'homme lui-même, en conséquence des tentatives d'empoisonnement et des essais entrepris pour éclairer la valeur de la méthode rasorienne, par des thérapeutistes hardis qui se montrèrent les zélés partisans de cette médication : nous utiliserons chacun de ces faits dans la solution du problème en litige.

1° *Expériences sur les animaux.*

M. MAGENDIE — nous expose les siennes dans un mémoire publié en 1813, portant pour titre de l'Influence de l'émétique sur l'homme et sur les animaux. Jusqu'à la dose d'un gros, les chiens adultes et de taille moyenne n'éprouvent que très rarement de mauvais effets de la part de l'émétique, soit qu'on le leur fasse avaler en dissolution plus ou moins étendue, soit qu'on le leur donne en suspension dans l'eau, ou même en substance..... En général, plus les animaux sont jeunes, moins on peut leur faire avaler de l'émétique sans inconvénient..... au-delà d'un gros, l'émétique administré aux chiens adultes, soit en substance, soit en dissolution, tantôt les fait périr en quelques heures, tantôt les conduit à la mort en quelques jours, et d'autres fois n'excite aucun accident.... La durée et l'intensité des vomissemens et des évacuations alvines, ne m'ont point paru en rapport constant avec la dose d'émétique, mais bien avec la constitution de l'animal. Toutes choses égales, d'ailleurs, l'émétique en substance ou en dissolution concentrée, agit avec plus d'énergie que l'émétique en dissolution plus ou moins étendue... pourquoi lorsque l'émétique est administré de la même manière à dose égale et à deux animaux de même espèce, de même âge et de même poids, fait-il périr l'un et ne cause-t-il aucun accident à l'autre ? L'explication qui se présente d'abord, c'est que chez l'un, une partie plus ou moins considérable d'émétique reste encore dans l'estomac, lorsque le vomissement a cessé, tandis que chez l'autre la totalité ou la presque totalité du sel est rejetée hors du viscère, dès les premiers efforts que fait l'animal pour vomir.... Pour savoir jusqu'à quel point cette explication était valable, je fis l'expérience suivante, après avoir fait avaler à un chien six grains d'émétique en dissolution dans un demi décilitre d'eau commune, je lui liai l'œsophage au col, l'animal fit de violens efforts pour vomir, et mourut au bout de deux heures de l'introduction de l'émétique dans l'estomac. J'ai répété cette expérience en variant les doses d'émétique, et j'ai reconnu qu'au-delà de quatre grains les animaux périssent constamment, du moins, je n'en ai vu aucun survivre. Ce que l'on observe chez les individus qui, ayant pris une certaine quantité d'émétique, ne vomissent point, ou vomissent peu, semble déposer en faveur de ce résultat... Maintenant je vais m'occuper d'une question qui, je crois, n'est pas moins intéressante pour le médecin : l'émétique donné à forte dose, et n'excitant qu'un vomissement incomplet, produit-il des accidens graves ou même la mort par son contact immédiat avec l'estomac, ou bien ses effets délétères ne se manisfestent-ils qu'après le transport du médicament dans le système circulatoire par la voie de l'absorption, ou bien enfin, ces deux causes agissent-elles de concert?... J'ai mis une quantité connue de dissolution d'émétique en rapport avec les diverses surfaces absorbantes de l'économie, principalement la membrane muqueuse de l'intestin grêle et du gros intestin, les diverses membranes séreuses, le péritoine, la plèvre; j'en ai injecté dans le tissu cellulaire, j'en ai introduit jusque dans le tissu des organes, partout j'ai observé le même résultat. D'abord vomissemens et ensuite déjections alvines. Dans certains cas, j'ai vu celles-ci précéder le vomissement, une seule membrane absorbante fait exception à cette règle, c'est la plèvre. Quand on y porte une dissolution d'émétique, le vomissement n'est point produit et très rarement les évacuations alvines, c'est au moins le résultat que j'ai obtenu dans plus de vingt expériences faites avec l'intention de constater cette singulière anomalie. L'injection de l'émétique dans les veines amène absolument les mêmes résultats que ceux de l'absorption par les autres tissus, avec cette différence que les effets sont beaucoup plus prompts, et plus intenses. Dans tous ces cas, au bout d'un quart d'heure, quelquefois plus tôt, quelquefois plus tard, une autre série de symptômes commence à se développer. Il y a d'abord des vomissemens et des déjections répétées, puis il devient manifeste que l'animal a de la difficulté à respirer, son pouls acquiert de la fréquence, ensuite de légers tremblemens semblables à ceux qui accompagnent les frissons, se montrent; la respiration devient de plus en plus difficile, le pouls irrégulier et même intermittent, la sécrétion de la salive devient plus considérable, la mort arrive dans les deux ou trois premières heures qui suivent l'absorption ou l'injection de l'émétique à la dose de six à huit grains en trois onces d'eau injectées dans les veines d'un chien adulte et de taille moyenne.... *Résultats nécropsiques.*—Poumons profondément altérés, orangés si l'animal est jeune, violacés s'il est plus âgé, tissu hépatisé, gorgé de sang, dans certains points, et fort analogue au parenchyme de la rate dans d'autres endroits. Muqueuse digestive, depuis le cardia jusqu'à l'extrémité du rectum, rouge, fortement injectée, elle a éprouvé évidemment un premier degré d'inflammation. L'estomac, le duodénum et le rectum, sont les endroits qui paraissent plus particulièrement atteints. Si l'on porte la dose de l'émétique à douze ou dix-huit grains, mort plus prompte, ordinairement après une demi-heure; si on la réduit à quatre grains, les animaux résistent quelquefois pendant vingt-quatre heures..... Aucune autre partie de l'économie ne m'a paru éprouver de changement notable dans son tissu par l'action de l'émétique, le foie seul me laisse quelques doutes, il m'a semblé dans certains cas remarquer une altération sensible dans sa couleur et sa consistance... Il s'agit actuellement de voir quels sont les effets du tartre stibié, quand il est introduit dans l'estomac et qu'on s'oppose au vomissement par la ligature de l'œsophage. Ces phénomènes sont absolument les mêmes, seulement ils se développent avec plus de lenteur, surtout si l'estomac est rempli d'alimens. La même série de phénomènes se fait encore observer quand les animaux meurent pour avoir avalé une forte dose d'émétique. Il me paraît donc présumable que les accidens causés par ce médicament à dose un peu forte, ne sont point la suite de l'action directe du sel sur l'estomac, je serais plutôt tenté de croire que les accidens dépendent de l'absorption de l'émétique et de son transport dans le système circulatoire. Je suis loin de penser cependant que l'estomac soit insensible au contact des fortes doses de tartre stibié. Ces expériences démontrent quelle circonspection il faut apporter dans l'usage des frictions, des lotions avec les préparations émétiques, et combien ont été téméraires ceux qui les ont injectées dans les veines de l'homme pour exciter un prompt vomissement.... la section du nerf pneumogastrique après l'injection veineuse du tartre stibié, a manifestement retardé la marche des accidens, et la mort des animaux qui pouvaient alors vivre trois à quatre heures après cette injection. »

Percy, rapporteur de ce mémoire, en tire cette induction : « Des résultats aussi positifs, autorisent à penser que ce n'est réellement que dans le très-petit nombre de cas où l'émétique à doses extrêmes est retenu trop long-temps dans l'estomac, faute du vomissement brusque et abondant, qui succède bientôt à son ingestion, que ce sel, d'ailleurs si justement redouté, peut agir comme poison. »

M. FLOURENS. — (*Expériences touchant l'action de l'émétique sur les animaux ruminans, Gaz. méd.* 1833, p. 169) rapporte plusieurs faits importans dans la question que nous examinons : « On sait que depuis long-temps, et surtout depuis les expériences de Daubenton, de Gibert, de M. Husard, que l'émétique, à quelque dose qu'il soit donné aux animaux ruminans, ou ne produit aucun effet sensible, ou du moins ne produit que des effets qui ne vont pas jusqu'au vomissement... Mais il n'en a pas été ainsi, dès que, au lieu de le faire avaler à l'animal, je l'ai ou injecté dans ses veines ou directement introduit dans la caillette ; car dans ces deux cas, et dans le premier surtout, les effets ont été aussi prompts qu'énergiques, quoiqu'il n'y ait jamais eu pourtant de vomissement, mais seulement des efforts pour vomir qui durèrent deux à plusieurs heures !... Parmi les estomacs des animaux ruminans, c'est sur la caillette, c'est-à-dire sur celui-là même, qui seul, parmi tous ces estomacs, répond par sa structure comme par ses fonctions à l'estomac simple des animaux ordinaires, que l'émétique porte son action. »

M. le professeur ORFILA — (*Traité de médecine légale*, 3ᵉ édit., t. 3, p. 218) émet les principes suivans : indépendamment de l'inflammation plus

ou moins vive des parties avec lesquelles l'émétique a
été en contact, ce poison détermine encore la phlogose
des poumons et du canal digestif. Les effets délétères
de l'émétique se manifestent, soit qu'il ait été injecté
dans les veines, introduit dans le canal digestif (si tou-
sefois il n'est pas entièrement vomi peu de temps après
cette introduction dans l'estomac), ou dans les cavités
tapissées par une membrane séreuse, soit qu'il ait été
mis en contact avec le tissu lamineux sous-cutané, il
agit particulièrement en enflammant les poumons et la
membrane muqueuse qui revêt le canal intestinal
depuis le cardia jusqu'à l'extrémité inférieure du rectum (Magendie), il est évidemment absorbé. »

2° *Expériences sur l'homme.*

On conçoit toutes les difficultés et tous les dangers
de pareils essais, lorsqu'il s'agit d'apprécier les qualités
toxiques et médicamenteuses des agens thérapeutiques
actifs; aussi ne perdrons-nous pas cette occasion de rappeler à la reconnaissance publique cette société de
médecins, qui sous la présidence de Gottfried Joerg,
professeur d'accouchemens à l'université de Leipsig
avait entrepris d'arriver à ces résultats précieux en prenant pour sujets des expériences, chacun des membres
même de cette association, et de rappeler en même
temps les noms de Beraudi et de Comisetti qui s'étaient
également chargés d'une semblable investigation.

C'est particulièrement en étudiant les tentatives de
suicide par le tartre stibié que l'on peut arriver à des

résultats d'expérimentation sur ses plus fortes doses chez l'homme, nous trouvons à cet égard dans le mémoire de M. Magendie (*loc. cit.*) plusieurs faits très-curieux.

« Pendant l'été de l'an XI on apporta à l'hôpital Saint-Louis un homme d'environ 5o ans; il éprouvait des vomissemens assez intenses occasionnés par 18 graïns de tartre stibié qu'il venait d'avaler dans un verre d'eau avec l'intention de se détruire; une boisson abondante d'eau mucilagineuse fut mise en usage et les vomissemens cessèrent presqu'aussitôt; cet homme sortit de l'hôpital en parfaite santé deux jours après son accident. »

« Mademoiselle D...., âgée de 26 ans, réduite au désespoir par une peine profonde, résolut de se donner la mort, en conséquence au mois de septembre 1812, elle prit en une seule fois dans un verre d'eau tiède, 24 grains d'émétique, elle eut des déjections et des vomissemens pénibles de matière muqueuse, mêlée de légères stries de sang, des douleurs assez fortes dans la région épigastrique et quelques mouvemens convulsifs, on lui administra une dissolution gommeuse aromatisée avec l'eau de fleurs d'oranger, ce qui calma bientôt les accidens. »

« Une femme robuste, d'environ 40 ans, dans le dessein de se faire mourir, avala le 2 avril 1813, 32 grains d'émétique dissous dans un verre d'eau froide, elle eut des vomissemens répétés qui se terminèrent d'eux-mêmes et sans aucun secours. »

» M. le docteur Breschet m'a communiqué l'histoire
d'une femme qui avala dans de la pulpe de pomme
cuite, 1 gros d'émétique, dans l'intention de commet-
tre un suicide, la frayeur la saisit, elle déclara qu'elle
était empoisonnée : on la transporte aussitôt à l'hôpital
St.-Antoine, au bout de quelque temps elle rejette en
vomissant la pulpe de pomme cuite, où l'on voit aisément une quantité d'émétique en rapport avec celle
qu'elle disait avoir avalée. Cette femme n'éprouva
point d'autre accident. » « Un juif avait acheté 1 once
de tartre stibié, au lieu d'une once de crême de tartre
soluble ; il mit une partie de cette substance dans de
la tisane de chicorée sauvage, et il en prit un verre le
matin à jeun. J'estime qu'il y avait environ 20 grains de
tartrite antimonié de potasse dans ce verre de tisane.
Peu d'instans après, douleurs dans la région de l'estomac, syncopes, vomissemens excessifs de matières bilieuses qui se succèdent avec une effrayante rapidité,
coliques abdominales violentes, déjections alvines continuelles, abondantes, aqueuses, pouls petit concentré,
face pâle, prostration des forces, crampes très-doulou-
reuses dans les jambes, symptômes dont le malade se
plaignait le plus. — Décoction de guimauve, lavemens
émolliens, précédés par quelques tasses de décoction
de quinquina, potion opiacée qui paraît fort utile ; —
ensemble de symptômes comparés au choléra-morbus,
accidens calmés après cinq ou six heures. Le soir,
grande faiblesse, les jours suivans, digestion pénible.
— guérison par l'infusion de camomille romaine, de
feuilles d'oranger et de 10 à 12 grains de thériaque,

prise avant chaque repas. (*Observation communiquée par M. Barbier d'Amiens.*)

» Une femme de Rouen prend 3o grains d'émétique, bientôt vomissemens violens ; — infusion de quinquina ; — persistance des vomissemens jusqu'au soir. Le surlendemain tous les accidens sont calmés, il reste seulement un peu de faiblesse. (*Observation communiquée par M. Cloquet.*)

» M. N...., âgé de 43 ans, prend dans un tiers de verre d'eau sucrée, 27 grains d'émétique, chaleur brûlante à la région épigastrique, mouvemens convulsifs, perte de connaissance, mais aucun vomissement, on le transporte dans cet état, à l'Hôtel-Dieu, dix minutes après l'accident. — Forte décoction de quinquina, trois pots ingérés dans l'espace d'une heure et demie. — Dès les premiers verres de cette décoction, les sueurs froides et gluantes à la tête, aux extrémités, la respiration courte, le pouls petit et concentré, la douleur épigastrique et les hoquets fréquens lors de son entrée, firent place à l'amélioration ; deux heures après, selles copieuses, diaphorèse abondante. Le lendemain, plusieurs vomissemens dans la matinée, gastrite qui dure plusieurs jours. Un mois après, il éprouvait encore quelques picotemens dans la région épigastrique. (*Observation communiquée par M. Serres.*)

» La fille d'un épicier-droguiste, dans la rue St.-Martin, dans un accès de chagrin d'amour, avale, après les avoir pesés, 6 gros d'émétique. M. Lebreton père, appelé environ une demi-heure après, fait prendre un grand verre d'huile, elle vomit presqu'aussitôt et rejeta probablement tout l'émétique qu'elle avait avalé, car le vomissement s'arrêta peu de temps après, et cette fille fut complétement quitte de tout accident.

» Il y a quelques années, qu'une dame me fit demander : elle avait un embarras gastrique, je lui prescrivis 1 grain d'émétique à prendre avec les précautions ordinaires, elle le prit, mais on en attendit vainement l'effet plus d'une heure et demie, alors elle en envoya chercher 2 autres grains, qu'elle prit à une demi-heure d'intervalle, ce fut sans plus de succès, elle n'éprouva pas même de nausée, elle n'eut aucune évacuation, mais elle fut dans une agitation extrême, elle eut des mouvemens convulsifs, une prostration très-grande, des douleurs dans la poitrine et l'abdomen. Je la vis dans cet état, elle me dit que dans son enfance, on avait vainement tenté plusieurs fois de la faire vomir par l'émétique, et que ces tentatives l'avaient rendue chaque fois très-malade.

» Un homme de 50 ans, d'une forte constitution, éprouve des chagrins domestiques, et conçoit le projet de s'empoisonner : il prend 40 grains d'émétique, dans une petite quantité de véhicule, il ne tarde pas à avoir des vomissemens, des selles fréquentes et des convulsions, et le lendemain entra à l'Hôtel-Dieu. Le troisième jour, douleur violente, tension à l'épigastre, il avait peine à remuer la langue, il se trouvait dans un tel état, qu'on l'aurait pris pour un homme ivre, il parlait seul, son pouls était imperceptible ; dans la journée, le ventre se météorisa, l'épigastre se tuméfia considérablement, et devint plus douloureux ; il survint dans l'après-midi du délire. Le quatrième jour, tous les accidens augmentèrent, le soir, délire furieux, convulsions, mort dans la nuit. — *Autopsie.* — Ossification de la dure-mère, d'environ 1 pouce et demi vers la partie antérieure de l'hémisphère gauche du cerveau ; épaississement, opacité de l'arachnoïde à la voûte cérébrale, rougeur uniforme, inflammation récente de la portion de cette membrane, qui revêt les lobes antérieurs du cerveau, anfractuosités remplies d'un liquide séreux teint en rouge, surtout amassé vers la base du crâne. Substance cérébrale plus molle. Quatre à cinq cuillerées d'un liquide séreux, transparent, incolore, dans les ventricules latéraux ; poitrine saine. Péritoine offrant généralement une teinte briquetée ; estomac et intestins distendus par des gaz; membrane muqueuse de l'estomac saine dans le grand cul-de-sac, mais rouge, tuméfiée, recouverte d'un enduit visqueux, facile à enlever dans tout le reste de son étendue, celle du duodénum était dans le même état, les autres intestins n'ont offert aucune altération, ils ne contenaient pas la moindre quantité de matière fécale. (*Observation communiquée par M. Récamier.* »

M. Magendie se demande si l'affection de l'arachnoïde, qu'il regarde comme la cause principale de la mort, peut être attribuée à l'émétique ?

Le fait suivant rapporté par M. Minaret, médecin à Châtillon de Michaille (*Gaz. méd.* 1833, pag. 854), est de nature à bien démontrer les propriétés toniques du tartre stibié, surtout lorsqu'il se trouve incorporé dans une matière grasse : « Benoist Husson, soixante-cinq ans, santé parfaite jusqu'à l'invasion d'un catarrhe chronique fatiguant. Prescription des frictions sur la poitrine avec la pommade d'Autenrieth; espérant obtenir un effet plus prompt de la pommade, le malheureux malade se décida à la manger, il en prend ainsi deux onces et demie, contenant plus de 2 gros d'émétique; bientôt après, voix souterraine, impossibilité d'articuler un seul mot, décubitus assis, respiration sibilante et pénible, œil rouge, larmoyant, face congestionnée, rutilante, sueurs générales. Le malade indique par gestes que le *feu est dans tout le trajet du pharynx et de l'œsophage.* A côté de son lit un baquet est presque rempli d'une matière vomie pendant le jour, elle est filante et parsemée de stries sanguines. Soif intolérable que le malade ne peut apaiser; la constriction du pharynx augmentant incessamment, ce malheureux ouvre une bouche blafarde et desséchée pour humer l'air qui l'entoure. Décoction de quinquina, gargarisme adoucissant, etc. Guérison de l'empoisonnement après trois semaines de soins, et guérison du catarrhe chronique datant de plusieurs mois, par l'empoisonnement lui-même. »

Ces expériences et ces faits confirment en partie, mais non point dans leur entier, les opinions émises par M. Fodéré dans son *Traité de médecine légale* : « données à grande dose, les préparations antimoniales y compris l'émétique, produisent des déjections énor-

mes de haut et de bas, accompagnées de douleurs
atroces, de convulsions, de dyspnées, d'hémorrhagie,
de gonflement de bas ventre, enfin de l'inflammation
érosive et gangréneuse du ventricule et des intestins
qui se terminent par la mort. »

Tous les résultats de l'action de l'émétique à haute
dose que nous venons de signaler ont été produits chez
des animaux et chez des hommes sains, il était, en effet
très-important d'examiner la question sous ce premier
point de vue pour arriver naturellement et par grada-
tion à constater la nature des influences du même agent
thérapeutique sur l'homme affecté de maladie. C'était
le seul moyen de juger convenablement cette grande
question de la tolérance, de la diathèse morbide, comme
l'appelait Rasori. Nous allons actuellement rechercher
quelles sont les données fournies par les expérimentateurs sur le second point du problème, c'est-à-dire que
nous allons apprécier d'après les faits l'action générale
et particulière du tartre stibié dans l'état pathologique,
et notamment sous l'influence constitutionnelle du
rhumatisme et de la pneumonie.

M. Bayle dit (*Biblioth. médic.*, tom. 1 pag. 310)
« qu'il soit supporté ou non par les malades, il n'occa-
sionne point d'inflammation de la membrane muqueuse
gastro-intestinale. Lorsqu'il existe des signes de cette
phlegmasie, tels que la rougeur de la langue, la douleur à l'épigastre, le dévoiement, on voit assez souvent
ces symptômes se dissiper pendant son emploi (Laënnec,
Delourmel, Mériadec, Lagarde, Fontaneille); lorsque
les malades succombent, on trouve ordinairement le

tube digestif exempt d'altération et la membrane interne
pâle ou légèrement injectée (Mériadec, Laënnec,
Strambio, etc.) »

M. Téallier (*loc. cit.*) admet comme effet du tartre
stibié à haute dose pendant l'état pathologique, le ralentissement du pouls, ce qui le lui fait considérer
comme bon antiphlogistique, son action sur la respiration, la circulation, l'innervation. Il l'envisage comme
vomitif, purgatif, comme offrant en outre une action
spéciale spécifique, comme un sédatif du système nerveux, un puissant diaphorétique, comme produisant
après quelques jours le dégoût, le malaise général,
la répugnance pour cette médication ou le retour des
vomissemens; il ajoute que le pouls se ralentit sans perdre de sa force, opinion contraire à celle de la plupart
des expérimentateurs qui reconnaissent en même temps
le ralentissement et l'affaiblissement des pulsations.

M. Gendrin assure d'après des faits nombreux que
les préparations antimoniales n'agissent que pendant
un ou deux jours et qu'elles deviennent ensuite absolument inertes; il a toutefois retiré de bons effets de
l'emploi du tartre stibié dans la pneumonie et même
dans le rhumatisme articulaire aigu.

Laënnec, Jenner, Baron, pensent qu'il active l'absorption; aussi plusieurs médecins l'ont-ils conseillé dans la
phthisie, les engorgemens de la plèvre et des poumons.
M. Duparcque dans des cas de péripneumonie la-
tente, de pleurésie chronique, etc., en a retiré de très-
bons effets : son action n'est pas toujours aussi complètement innocente qu'on a bien voulu le dire, même chez

les sujets malades; en effet M. J. Cloquet (Orfila *Toxic.* tom. 1, pag. 480) cite l'exemple d'un apoplectique qui en prit 49 grains et qui mourut sans avoir présenté d'autre accident que quelques selles. A l'autopsie les voies digestives furent trouvées parsemées de taches rouges.

On connaît ses effets dans la pommade d'Autenrieth pour occasionner une éruption pustuleuse dans le point même des frictions, mais ce qui paraît moins généralement apprécié, ce sont des éruptions analogues dans quelques points éloignés et consécutivement à son absorption, comme l'ont prouvé par des faits M. Bérard jeune, au scrotum, M. Gauché, dans le tube digestif lui-même, etc.

D'après M. Patin (*Thèse de la faculté*, 1833, pag. 11) sur l'appareil digestif : outre les phénomènes déjà signalés, impulsion fâcheuse communiquée aux affections tuberculeuses, dothinentériques, venant parfois compliquer la pneumonie, suppression de la soif; — sur les sécrétions : la peau, de chaude et sèche qu'elle est, quelquefois ne tarde pas à devenir souple et moite, s'il ne survient pas de vomissement ni de purgation; presque toujours alors augmentation de la sécrétion urinaire; — sur la circulation : d'abord légère augmentation du nombre et de la force des pulsations, sorte d'ivresse, vertige passager, puis diminution notable dans la fréquence et l'intensité du pouls, même quelque temps après la cessation du traitement; — sur la respiration : ralentissement qui ne commence à se faire sentir que deux ou trois jours après celui du pouls.

M. Trousseau résume ainsi les effets que nous étudions. Circulation : pouls plus faible, plus lent, impulsion du cœur analogue, le nombre des battemens a pu descendre en trois jours de soixante-douze à quarante-quatre et se maintenir long-temps à ce dernier état. Le plus ordinairement la force du pouls est diminuée d'une manière notable, mais le nombre des pulsations ne descend guère au-dessous d'un cinquième ou d'un quart, il devient parfois très-irrégulier, disposition qui souvent précède et annonce la diminution dans la fréquence des pulsations artérielles. — Respiration : la diminution est quelquefois telle que de seize mouvemens elle tombe à six par minute, ce qui pourrait alarmer si l'amélioration des symptômes ne coïncidait avec cette modification remarquable. — La débilité du cœur et des muscles inspirateurs ne se manifeste pas ordinairement dans les muscles volontaires, employés aux mouvemens de relation. — Les facultés intellectuelles conservent leur état normal. — Sécrétions : l'urine devient quelquefois très-abondante, lorsque les antimoniaux ne provoquent pas d'autre excrétion, et notamment le vomissement ou la diarrhée ; l'influence de cette médication sur l'organisme ne cesse pas immédiatement après son emploi, mais persiste souvent plusieurs jours.

M. Franc (*loc. cit.*) regarde également avec Delpech et M. Lallemand de Montpellier, l'action de l'émétique à haute dose comme essentiellement déprimante et sédative, et c'est à ce titre qu'il emploie cette médication comme la plus avantageuse dans les lésions traumatiques même très-graves.

OBSERVATIONS.

C'est par les faits que nous voulons arriver à la solution du problème qui nous occupe, c'est-à-dire, à préciser les résultats de l'emploi du tartre stibié à haute dose dans le traitement de la pneumonie et du rhumatisme, nous devons dès-lors consigner ici la substance des observations qui nous paraîtront les plus authentiques relativement à ces deux maladies.

1°. *Observations relatives à la pneumonie.*

Pour établir tout l'ordre nécessaire dans l'exposition de ces faits, nous devons les partager en plusieurs catégories : 1° relativement à l'emploi du tartre stibié associé à celui de la saignée, 2° à la médication exclusivement effectuée par l'émétique.

Observations de pneumonies traitées par les saignées et le tartre stibié à haute dose.

On conçoit que nous devons également séparer dans cette catégorie comme dans les autres, les succès et les insuccès.

1° *Succès.*

Observation I. — Homme de 20 ans, péripneumonie commencée depuis deux jours par un froid fébrile, douleurs aiguës dans le côté gauche, toux, crachats sanglans, pouls dur, vibrant, céphalalgie. — 3° jour au matin, saignée de 12 onces, le soir, id. 12 grains de tartre émétique pour la journée, dans 2 livres de décoction d'orge, un seul vomissement et deux selles, sang couenneux. — 4ᵉ jour, amélioration. Même dose d'émétique. — 5ᵉ jour, pouls dur, douleurs de poitrine augmentée, saignée, sang couenneux. — 6ᵉ jour, nuit plus calme, douleurs et toux persistantes, le soir augmentation de la fièvre : nouvelle saignée, sang couenneux. — 7ᵉ jour, douleur et toux bien diminuées. L'émétique porté à 1 scrupule. — Du 8ᵉ au 12ᵉ jour, progrès de l'amélioration, diminution et suppression de l'émétique (*Rasori*).

Observation II. — Jeune homme de 16 ans, état de fièvre depuis six jours, douleur au côté droit, toux, crachats striés de sang, grande prostration des forces. Saignée, 6 grains de tartre stibié. — 7ᵉ jour, quelques selles existant, même avant la tisane émétisée, couenne de sang gélatineuse et molle, 12 grains d'émétique, saignée le soir. 1 selle, mêmes symptômes. — 8ᵉ 9ᵉ jours, couenne dure, fièvre diminuée, moins de prostration, douleur et toux par l'inspiration, 24 grains d'émétique, saignée le soir. — 10ᵉ jour, couenne très-dure, crachats encore rougeâtres, amélioration sensible, sueurs abondantes, 24 grains d'émétique. — Du 11ᵉ au 18ᵉ jour, vomissemens, amélioration générale, suspension de l'émétique, convalescence rapide (*id.*).

Observation III. — Jeune homme de 20 ans, 2ᵉ jour d'une péripneumonie violente au début, douleur étendue à divers points de la poitrine, fièvre forte. — Du 2ᵉ au 6ᵉ jour, 8 saignées, 2 par jour, sang toujours couenneux, émétique 1 scrupule, ensuite 1 gros sans vomissemens, selle quelquefois seulement tous les deux jours.—Du 7ᵉ au 12ᵉ jour, 4 scrupules d'émétique par jour, 3 saignées, une par jour, point de vomissemens, peu de selles, crachats élaborés, amélioration dans tous les symptômes. — Du 13ᵉ au 17ᵉ jour, 1 gros de tartre stibié par jour, alors vomissemens, l'amélioration continue, cessation de la fièvre. — Du 18ᵉ au 20ᵉ jour, la repiration dévient normale. Tartre émétique, seulement 1 scrupule, vomissemens, répugnance pour le médicament. — Du 22ᵉ au 25ᵉ jour, émétique réduit à 12 grains, pas même de nausées —. 26ᵉ jour, émétique, 1 scrupule. Vomissemens, plusieurs selles. — Du 27ᵉ au 37ᵉ jour, émétique, demi-scrupule, nausées, appétit vif, le malade se promène. — 38ᵉ au 42ᵉ jour, émétique supprimé, guérison. Le malade avait pris dans ce traitement, à peu près 3 onces d'émétique (*id.*)

Observation IV. — Jeune homme de 19 ans, péripneumonie au premier jour, douleur au côté gauche, vomissemens bilieux, épistaxis, symptômes communs, le soir saignée, 12 grains d'émétique. — 2ᵉ et 3ᵉ jour, cessation du vomissement, augmentation des symptômes et de la fièvre, saignée matin et soir, émétique 1 scrupule. — Du 4ᵉ au 9ᵉ jour, fièvre plus forte, émétique demi gros. Augmentation des symptômes, crachats sanguinolens, 1 gros d'émétique par jour; saignée répétée matin et soir, tous les jours, couenne à toutes les saignées. — Du 10ᵉ au 12ᵉ jour, fièvre et toux diminuées, épistaxis très-léger. — 10ᵉ et 11ᵉ jour, 1 gros d'émétique. — 12ᵉ au 13ᵉ jour, émétique remplacé par 2 scrupules de kermès minéral. Amélioration sensible, selles abondantes, suppression du kermès. — Du 16° au 27° jour, continuation du mieux, guérison (*id.*).

Outre ces faits, Rasori donne une statistique médicale dans laquelle nous trouvons les résultats suivans : clinique civile. Total général des malades, 652 ; nombre des saignées pratiquées, de une à 16 par malade. Nombre des guérisons, 505 ; des morts 147, proportion de la mortalité à peu près 22 sur 100 ; — Clinique militaire. Nombre des malades, 180 ; nombre des saignées de 1 à 16 par malade ; nombre des guérisons, 154 ; des morts 16, proportion de la mortalité, à peu près 14 sur 100.

Observation V. M. de C..., âgé de 65 ans, onzième jour d'une pneumonie, saignée plusieurs fois répétée, rémission marquée, mais souvent suivie de recrudescence, depuis la veille malade sans connaissance, râle des agonisans, sueurs générales froides aux extrémités. Emétique dans l'eau sucrée à très-petites doses depuis deux jours. Augmentation d'une diarrhée qui existait, lipothimies, suspension du médicament, poumon droit hépatisé dans une grande étendue ; gauche, engouement, hépatisation commençante. Infusion stibiée aromatique, 1 grain et demi par dose, addition de sirop diacode, 18 grains d'émétique pris dans les 24 heures, tolérance gastrique sans augmentation du dévoiement. Retour de la connaissance, disparition du râle, de la sueur et de l'oppression suffocante, le lendemain convalescence. Résolution indiquée par le stéthoscope. Continuation de l'émétique pendant quelques jours. Pro-

grès de la convalescence. Guérison. (Consultation :
MM. Laënnec, Landré-Beauvais, Jadioux.)

Observation VI. — Homme de 45 ans, épuisé par
divers excès, pneumonie au quatrième jour, malade
dans un état à peu près désespéré, poumon droit pris
en entier, nonobstant les saignées, auxquelles on ne
peut plus recourir ; oppression extrême depuis douze
heures, ictère avec douleur profonde dans la région
du foie. Emploi de l'émétique. Par un malentendu de
la garde-malade, 40 grains sont donnés dans les 24
heures, peu d'évacuations. Le lendemain, ictère,
douleur, oppression dissipées, fièvre tombée, signes
d'auscultation notablement améliorés, convalescence
progressive. Guérison. (Consultation : MM. Michel et
Laënnec.)

Nous trouvons encore dans Laënnec (*loc. cit.*), un
résumé de 28 pneumonies simples ou compliquées
d'un léger épanchement pleurétique. Tous les malades
ont guéri, excepté un septuagénaire cachectique qui
prit peu de tartre stibié, parce qu'il le supportait mal.

Le docteur Ambroise Laënnec, médecin de l'Hôtel-
Dieu de Nantes, dans l'espace de deux ans, a traité
40 pleuro-pneumonies par la méthode rasorienne ;
nombre des guérisons 34, des morts 6. Encore 3 de
ces derniers ont-ils succombé dans la convalescence
par les écarts de régime ; cette déduction faite, on
trouve le chiffre de la mortalité de 1 sur 13.

Observation VII. — Cuisinière de 28 ans, pleuro-
pneumonie des plus intenses, médecine antiphlogistique très-active, au sixième jour seulement une ex-

trême faiblesse, peu de précautions ; la nuit suivante agitation , chaleur. — Septième jour , dyspnée effrayante, vésicatoire qui se dessèche , pouls fréquent, faible, intermittent , décubitus dorsal, prostration : émétique 8 grains dans 8 onces de véhicule, une cuillerée toutes les 15 minutes. Nausées calmées par le laudanum et l'éther sulfurique , doses de l'émétique plus rapprochées. Le soir , pouls détendu , disparition du point de côté , cessation du délire ; le lendemain seulement, de la faiblesse combattue par un bon régime. (Tournier, *Gaz. méd.* 1834 , p. 715.)

Observation VIII. — Jacques Vœltzel , 38 ans , chanvrier, faible constitution , tempérament lymphatique, phthisique au premier degré, pleuro-pneumonie droite depuis cinq jours, fièvre intense , chaleur sèche, oppression forte , petite toux pénible , crachats écumeux , sanguinolens , point de côté à droite , décubitus dorsal , râle , crépitant , son mat ; pouls fréquent, serré, dur , soif intense , langue blanchâtre collante ; ventre indolent , constipation depuis deux jours. Saignée du bras , émétique 6 grains dans 6 onces d'eau distillée avec une once de sirop d'oranger, une cuillerée d'heure en heure. Soulagement le lendemain. Continuation de l'émétique. Quatre selles , faible transpiration.—Troisième jour , amélioration graduée , mais phénomène insolite, pustules d'un blanc jaunâtre, déprimées au centre , remplies d'un liquide puriforme , couleur laiteuse , au nombre d'une vingtaine, sur les lèvres ; la langue , la voûte, le voile du palais, la face interne des joues ; vive sensibilité, ardeur à la bouche.—Cinquième jour, pustules vidées.—Neuvième, disparition complète. Emétique continué jusqu'au sixième jour, Amélioration progressive, guérison au onzième jour, (Luroth. *Gaz. méd.* 1833, p. 212.)

Observation IX. — François Marquetti, fumiste, 16 ans, forte constitution, refroidissement; 15 janvier dans la nuit, frisson violent, chaleur, malaise général, diarrhée, toux, douleur de côté. — 16, mêmes symptômes, crachats sanglans. Saignée de 16 onces. Dans la nuit, délire, vomissement, point de côté plus vif; 15 sangsues dans cet endroit. Transport à l'hôpital le 17. Décubitus dorsal, abattement, prosopose anxieuse, céphalalgie sus-orbitaire, dyspnée, parole entrecoupée, toux, crachats rouillés, visqueux, demi-transparens. En arrière, râle crépitant, fin, sec, souffle bronchique manifeste à droite; respiration bronchique douleuse, point de râle crépitant, son plus mat à gauche. Pneumonie double. Pouls à 120, respiration à 50, vomissemens et diarrhée dissipés, ventre indolent, réponses justes; saignée de 12 onces, potion aromatique avec 6 grains d'émétique. — 19, pouls à 112, puis à 96, sang couenneux; quatre selles liquides, point de vomissemens, mêmes symptômes; 15 sangsues au thorax, — 20, tolérance complète, sommeil pendant la nuit, chaleur halitueuse, pouls 74, amélioration stéthoscopique. — 21, crachats muqueux.— 25, inspirations, pouls 72; 8 grains de tartre stibié. — 22, un seul vomissement.— 23, 4 grains d'émétique. — 25, cessation de l'émétique.—26, progrès de l'amélioration; 18 inspirations, 34 pulsations. Emplâtre de poix de Bourgogne émétisée, reprise de l'émétique à 6 grains. Diarrhée abondante. Emétique suspendu le lendemain. Pouls remonté à 108, fièvre, toux sèche. — 30, apparition de la varicelle. — 4 février, convalescence. — 10, guérison. (Bouneau et Constant, *Gaz. méd.* 1833, p. 305.)

M. Bouneau fournit encore quatre observations de guérison par cette méthode chez des sujets depuis l'âge de 6 ans jusqu'à 16.

Observation X. Glaciat, 12 ans, faiblement constitué, sujet à des catarrhes : 13 février, frisson suivi de chaleur, douleur au-dessous du cœur, toux, expectoration, crachats sanguinolens, dyspnée, entré à l'hôpital des enfans le 14. Saignée de 10 onces; peu de soulagement. — 15, pommettes violacées, décubitus dorsal, pouls facile à déprimer, 116 pulsations, respiration courte, accélérée, toux sèche, fréquente, crachats spumeux, jaunâtres, son mat à gauche, en arrière, bruit respiratoire nul dans ce point. Respiration bronchique, bronchophonie. Peau chaude, soif vive. Saignée de 12 onces, 16 sangsues au point douloureux, cataplasme. — 16, point d'amélioration, pouls. 124. Saignée de 8 onces, matin et soir. Toux fréquente, sèche, respiration accélérée, râle crépitant; 16 sangsues. — 18, point de sommeil, douleur vive, matité complète. Emétique 6 grains, infusion d'oranger, 12 onces. Un seul vomissement bilieux, 4 selles liquides; ensuite tolérance, un peu de sommeil, toux moins pénible, respiration moins accélérée, crachats un peu sanguinolens. — 20, *idem.* — 21, émétique 8 grains. — 22, amélioration notable. — 23, 104 pulsations. Emétique 10 grains. — 24, 25, 26. Progrès de l'amélioration, tolérance parfaite, digestion normale. — 28, saturation, dégoût, vomissement ; suspension du tartre stibié.— 4 mars, guérison parfaite. (Guersent et Blache, *Arch. génér. de méd.* t. xv, p. 5.)

Observation XI. — Chartier, 14 ans, doreur sur porcelaine, constitution faible, santé délicate, fluxion de poitrine et hydropisie à l'âge de 9 ans, guérison longue et difficile, teigne. Depuis trois jours, toux, coliques, fièvre, anasarque. Pneumonie double ; — 19 février, saignée de 8 onces; — 20, face animée, bouffie, abdomen tendu, douloureux, 120 pulsations, pouls peu développé, respiration fréquente, toux répétée, râle sous crépitant et muqueux, résonnance générale de thorax; — 21, douleur à la fosse iliaque droite. 12 sangsues à la poitrine, — 22, toux plus fréquente, dyspnée plus forte. Saignée de 8 onces, — 23, douze sangsues à l'anus. Amélioration ; — 25, 12 sangsues à l'anus. — 26, saignée de 10 onces ; — 27, point de soulagement, face pâle, ventre indolent et souple, dyspnée plus considérable, pouls 136. 6 grains d'émétique dans 12 onces d'infusion d'oranger ; — 28, nausées, vomissemens bilieux, 6 selles liquides, soif plus vive, sécheresse de la bouche ; 112 pulsations, même état de la toux et de la respiration; — 1er mars, tolérance, 100 pulsations, moins de fréquence dans la toux, diminution de la dyspnée. Émétique, 8 grains; — 2, un seul vomissement, 2 selles liquides dans la journée, infiltration dissipée, langue pâle, humide partout ; résolution pulmonaire assez lente, expectoration nulle. Emétique, 10 grains ; — 3, légères nausées, 2 selles sans coliques, face pâle, amaigrie. 12 grains d'émétique ; — 4 un seul vomissement, langue blanche, humide ; — 5, tolérance entière, gastrique et intestinale. Ventre souple, indolent, résolution pulmonaire, toux peu fréquente, appétit ; — 6, peau toujours sèche ; — 7, bruit respiratoire naturel. Diminution de 2 en 2 grains de la dose d'émétique ; — 15, 2 grains seulement de ce médicament. Pouls 80, toux nulle, respiration normale; — 25, guérison ; — 10 avril. Rougeole, toux; — 14, disparition de l'exanthème, récidive de la pneumonie, qui, plus légère cette fois, cède à une saignée, à l'application d'un vésicatoire (id.).

Observation XII. — Vincent, âgé de 9 ans, constitution grêle, sujet au rhume, quelques engorgemens ganglionnaires du col; — 4 mars, frisson suivi de chaleur, d'oppression, de toux, et d'une douleur au côté gauche de la poitrine;—7, pleuro-pneumonie gauche de de la poitrine, rougeur aux pommettes, décubitus assis, pouls peu développé, peu résistant, 120 pulsations, chaleur normale, toux fréquente, sèche, respiration courte, bronchique en arrière, point d'expansion vésiculaire, bronchophonie, point de râle, matité, à droite respiration normale. Saignée de 8 onces matin et soir; — 9, aucun soulagement, pouls un peu faible, 132 pulsations, toux plus répétée, sèche, courte, dyspnée. 20 sangsues au point douloureux; — 10, amélioration très-légère, 100 pulsations; — 11, 12; oppression plus forte, expansion vésiculaire encore diminuée, douleur de côté persistante, langue blanche et humide, évacuations alvines nulles. Emétique, 8 grains dans 12 onces d'infusion d'oranger ; — 13, vomissement à la première dose, diminution légère du point de côté ; — 14, tolérance , 96 pulsations. Emétique, 10 grains ; — 15 , un vomissement de bile verte , douleur de côté nulle, respiration plus libre, toux plus fréquente, râle crépitant dans tous les points ; — 16, 2 vomissemens, une selle très-abondante. Le malade avait mangé une demi pot de confitures. Appétit, soif nulle, disparition du râle crépitant, bruit respiratoire partout ; — 17, un peu de régurgitation, une selle. 8 grains d'émétique ; — 18, tolérance complète, 88 pulsations. 6 grains d'émétique ; — 19, progrès de l'amélioration, quelques alimens bien digérés. 4 grains d'émétique; — 20, 2 grains d'émétique; — 25, guérison complète (*id.*)

Observation XIII. — Simoneau, J.-B., 27 ans, boulanger, fort, robuste; — 15 septembre 1829, refroidissement, céphalagie, point de côté à droite au-dessous du mamelon, toux, crachats vert-foncés, transparens, visqueux, avec des bulles d'air, ensuite rouillés, frisson, chaleur brûlante, soif, nausées, vomissemens, dyspnée, insomnie; — 16, entrée dans le service de M. Louis ; — 17; décubitus dorsal, face injectée, moiteur, pouls fort, accéléré, absence des signes stéthoscopiques, bien que l'existence de la pneumonie fût démontrée par les autres caractères. Saignée 20 onces ;—18, pommettes colorés, nuit assez bonne, dyspnée moindre, disparition de la douleur, 3 heures de sommeil, crachats moins abondans, moins foncés, langue sale, bouche mauvaise, sang couenneux, blanc jaunâtre; — 19, sueur précédée de soif très-vive et de chaleur, toux plus fréquente, crachats plus abondans, verts et rouillés, pouls fort, développé, fréquent, oppression bien diminuée. Saignée de 12 onces, émétique 6 grains, conditionnellement, avec le sirop diacode dans une potion aromatique. Crachats améliorés, oppression bien diminuée. La potion émétisée n'a pas été prise; — 21, affaiblissement, somnolence, pommettes injectées, dyspnée, râle muqueux à grosses bulles, cessant par l'expectoration d'un crachat, une selle, pouls plein, fréquent, nuit agitée; — 22, pâleur du visage, chaleur douce, respiration plus longue et plus facile, expectoration, toux rare, un seul crachat sanglant, pouls moins fréquent sans plénitude, sueurs, sommeil peu tranquille, soif moins ardente, vomissemens aux premières cuillerées de la potion, 2 ou 3 selles, ensuite tolérance, amélioration générale; — 23, crachats muqueux, respiration calme, sommeil, suspension de l'émétique; — 24, selles dans la journée, progrès de l'amélioration, facies naturel; — 26, convalescence; — 27, appétit; — 7 janvier 1830. Le malade sort de l'hôpital parfaitement guéri (Louis et Danvin, *Journal hebdomadaire de médecine*, t. 6, p. 108).

Observation XIV. — Teissadre, commissionnaire, 26 ans, blond, bien constitué, sujet aux pneumonies, pendant quinze jours rhume qui augmente progressivement, douleurs de côté, frissons, courbature, le malade séjourne dans une cave étant en sueur, augmentation des symptômes, toux vive, expectoration de sang pur, abondante pendant six jours, quelques vomissemens, dévoiement, inappétence ; — cinquième jour, le malade fut saigné du bras, rémission des accidens pectoraux, retour vingt-quatre heures après ; — septième jour, entrée du malade à l'hôpital. Saignée de 12 onces, disparition de la douleur ; — huitième jour, face pâle, pommettes un peu colorées, un peu de toux ; crachats muqueux et sanguinolens, respiration peu gênée, un peu de bronchophonie, soif vive, deux selles, bouche amère, langue blanche et large. Maladie caractérisée : pleuropneumonie catarrhale gastrique. Sueurs abondantes la nuit depuis cinq à six jours ; insomnie, faiblesse ; potion stibiée de 2 grains dans l'infusion d'un gros de menthe. Quelques nausées, une selle, nuit bonne, rêvasseries ; — neuvième jour, langue un peu jaune, respiration pleine et nette, quatre selles liquides, amélioration ; — dixième jour, toux fréquente, excitant une douleur épigastrique. Une demi-once de sirop diacode ajoutée à la potion ; — Onzième jour, point de fièvre, toux moindre, point de selles ; — douzième jour, idem ; — treizième jour, un peu d'altération, le malade sort quelques jours après entièrement guéri. (Fouquier et Fuster. *Gaz. méd.* 1832, p. 133.)

Observation XV. — Tron, Caroline, 6 ans, un mois après une bronchite guérie subitement, dyspnée, douleur au côté gauche de la poitrine, fièvre le 9 mai ; — 12, décubitus dorsal, face violacée, respiration haute

accélérée, 88 fois par minute, dilatation des ailes du
nez, parole entrecoupée, douleur vive dans tout le côté
gauche de la poitrine augmentant par la toux, l'inspiration, la percussion, son mat dans toute la hauteur
du côté gauche, souffle tubaire, bronchophonie, quelques bulles de râle crépitant, à droite respiration exa-
gérée, pouls 160, petit, vibrant, langue blanchâtre,
soif médiocre, constipation depuis trois jours. Saignée
du bras. Sang couenneux, 76 inspirations, 150 pulsations immédiatement après. Huit sangsues au côté gauche. Aucun changement notable, lavement gardé; —
13, 140 pulsations, 84 inspirations, face pâle, lèvre
violacée, orthopnée, anxiété, etc., point d'expectoration. 5 grains de tartre stibié dans 6 onces d'infusion
aromatique ; — 14, nombreux vomissemens, peau
moite, dyspnée moindre, pouls 124, respiration 52,
prosopose moins altérée, point de côté diminué ; signes
stéthoscopiques à peu près semblables ; — 15, pouls
96, chaleur naturelle, dyspnée, 44 inspirations. La
potion émétique dont le malade a pris seulement un
tiers remplacée par un julep avec 1 grain de kermès.
Point de vomissemens ;—16, 44 inspirations, 116 pulsations. 2 grains de kermès ; — 17, 152 pulsations,
40 inspirations. 9 grains de kermès ;— 19, peau moite,
pouls 112, 32 inspirations, son moins obscur, râle
crépitant mêlé de souffle tubaire, langue naturelle.
4 grains de kermès ;—23, amélioration stéthoscopique,
colique, dévoiement. Suspension du kermès, pouls 96,
inspirations 28. Lait, potage, progrès de la convalescence. Sortie de l'hôpital vers le milieu de juin. Gué-

rison parfaite. (Guersent. *Gaz. méd.* 1834, p. 555.)

Observation XVI. — M. M....., 40 ans, tempérament sanguin, employé de la régie, à Châlons-sur-Saône, en janvier 1831, pleuro-pneumonie très-intense et compliquée; — troisième jour de la maladie, point douloureux au côté droit, respiration laborieuse, toux sèche, fréquente, langue rouge, pouls plein, accéléré. Forte saignée du bras, potion opiacée, amélioration, retour des accidens vers le soir, fièvre forte, léger délire; —quatrième jour, 20 sangsues, sinapismes. Amélioration, langue blanche, humide; —cinquième jour, à deux heures du matin, respiration stertoreuse, toux forte, crachats de sang pur, facies entièrement décomposé, 150 pulsations, délire furieux. 20 sangsues, sinapismes, glace sur la tête, lavement avec le vin émétique trouble. Amélioration de tous les symptômes, quatre heures après, accidens reproduits avec une nouvelle force. A dix heures du matin, 15 grains de tartre stibié dans une potion. Seulement quelques nausées, deux heures après, accidens sensiblement diminués, continuation du médicament dont la proportion est diminuée jusqu'au neuvième jour. A cette époque, guérison, point de rechute. (Dammartin. *Gaz. méd.* 1833, p. 8.)

Observation XVII. — Jurgonder, ouvrier lanternier au marais, 52 ans, depuis dix-huit jours point douloureux dans le côté gauche de la poitrine. Six sangsues, passage de la douleur au côté droit avec plus de force, toux, fièvre; — 10 janvier, douleur à tout le côté droit du thorax, respiration haletante, toux pé-

nible, expectoration rare, difficile, crachats rouillés,
épigastre très-douloureux au toucher, envies fréquentes de vomir, dévoiement depuis plusieurs jours,
20 selles pendant vingt-quatre heures, céphalalgie
frontale, langue blanche, humide, rose au pourtour,
peau chaude, pouls petit, tendu, 120 pulsations.
20 sangsues au côté droit et sur la poitrine, persistance
de la dyspnée, toux plus fréquente, symptômes gastriques, son mat, râle sibilant inférieurement ; — 12,
crachats sanguinolens, délire continu, forte saignée,
syncope. Le soir, crachats plus rouges, délire, prostration des forces, râle crépitant. Kermès, minéral
8 gros (*nous craignons qu'il n'existe erreur, et que ce
ne soit 8 grains*), vésicatoire sur le devant du thorax ;—
13, amélioration, quelques vomissemens bilieux, tendance à la moiteur, aucune action du vésicatoire.
12 grains d'émétique dans un looch. Le soir, progrès de
l'amélioration, tolérance, crachats rouillés, plus de
20 selles dans la journée, langue humide, escharre
gangreneuse par le vésicatoire ;— 14, crachats blancs,
toux rare, respiration facile, cerveau libre, diaphorèse,
répugnance pour l'émétique à l'intérieur, que l'on remplace par 1 gros de pommade stibiée étendue sur le vésicatoire de la poitrine. Constipation ; au soir, délire,
coma, prostration, vésicatoire au mollet; — 16, toux
redevenue fréquente, crachats striés de sang, hébéti-
tude, facies grippé. 12 grains d'émétique dans un
looch. Soir mieux, tête et ventre libres, crachats rede-
venus blancs ; — 17, amélioration progressive; — 21,
convalescence, alimentation. Par précaution un cau-

tère au bras. (Picard , *Gaz. méd.* 1833, page 166.)

L'auteur cite encore deux autres observations de pleuro-pneumonie traitées avec le même succès par l'émétique.

Observation XVIII. — Pate , François, bucheron , 39 ans , tempérament bilioso-sanguin , stature courte et forte. Après l'influence d'une pluie très-froide , frisson , douleurs vives à l'hypochondre droit, nuit agitée; — 5 février 1824 , pouls fort , 85 pulsations , peau moite , douleur à la pression vers l'hypochondre droit. Saignée de 16 onces , ensuite 20 sangsues au point douloureux; — 6, diminution des accidens , pouls moins fort, mais plus fréquent , crachats rares, visqueux , mêlés de bulles d'air, nouvelle saignée de 16 onces ; — 7, oppression, décubitus assis, langue rouge, épaisse, humide , pulsations fortes à 100, efforts de toux ; crachats sanglans analogues à un liquide vineux mêlé de bulles d'air, râle crépitant, soif intense, 2 selles bilieuses. Émétique 10 grains dans 4 onces d'eau de canelle; — 8, idem , insomnie, émétique 12 grains; — 9 , crachats moins visqueux ; — 10, un peu de sommeil, décubitus horizontal, crachats striés, langue moins rouge, soif diminuée, constipation; — 11, nuit bonne , toux fréquente, crachats moins spumeux , moins rouges, pouls à peu près normale, amélioration stéthoscopique, lavement ; — 12, amélioration après plusieurs selles produites par le lavement, et contenant 2 vers lombrics, pouls 60 pulsations, grande faiblesse. 6 grains d'émétique. Soupe, viande, réclamées par le malade; — 14, suspension de l'émétique, convalescence. A la fin du mois guérison parfaite. (Benaben. *Rev. méd.* t. 4, p. 5.)

Observations XIX. — Jeune fille de 19 ans, bien réglée. Conserve des vêtemens mouillés en lavant ; le lendemain au soir, alternative de froid et de chaud, toux, dyspnée ; — deuxième jour, oppression, crachats très-écumeux, teints de sang, pouls plein, 86 pulsations. Émétique, 10 grains dans deux livres d'eau de veau, une tasse d'heure en heure. Évacuations bilieuses très-abondantes par le vomissement et les selles. La tolérance ne s'établit pas. Le lendemain : pouls fort, animé, impulsion cardiaque énergique, crachats de sang presque pur, respiration courte, accélérée. Saignée de 16 onces, l'appareil se dérange, et la malade perd encore environ 10 onces de sang. Amélioration remarquable, et presqu'immédiatement convalescence qui n'est entravée par aucun accident. (*id.* p. 348.)

Outre ces observations, l'auteur cite encore huit faits dans lesquels on voit les émissions sanguines secondées par l'émétique, effectuer de très-bons résultats.

Observation XX. — Claude D...., 18 ans, journalier, constitution délicate, mouillé par la pluie, le corps étant en sueur, éprouve un catarrhe pulmonaire. Après un mois : caractère de pleuro-pneumonie. Depuis huit jours entrée du malade à la clinique de perfectionnement, 18 janvier 1825. Douleur à la partie moyenne gauche du thorax, augmentant par la pression ; le décubitus, son mat, râle crépitant, toux fréquente, crachats rouillés, dyspnée, symptômes d'irritation gastro-intestinale, pouls plein et fréquent ; saignée de trois palettes , 6 grains d'émétique , dans six demi-verres d'infusion d'oranger , avec une once de sirop diacode. — 19. Vomissemens , déjections alvines réitérées. — 20. Deux selles seulement , chaleur accrue , pommettes plus rouges , douleur thoracique plus intense , crachats toujours sanglans , expectoration plus facile , égophonie , saignée de deux palettes , 9 grains d'émétique. — 21. Emétique , 12 grains. — 22. Léger râle crépitant , respiration plus facile , pouls fréquent , chaleur modérée , soif vive , plusieurs vomissemens et quelques selles ; émétique réduit à 9 grains. — 24. Progrès de la résolution , fièvre beaucoup moindre , vomissemens assez fréquens ; émétique , 4 grains. — 25. Tolérance. — 26. Deux vomissemens, suspension de l'émétique , désir des alimens. Le malade sort quelques jours après , dans un état de santé parfaite. (*Vacquié , Mémoire de la Société Médicale d'Émulation de Paris , t.* 9, *p.* 314.)

Outre ces faits , M. Vacquié rapporte encore six observations de pneumonies guéries par les émissions sanguines et l'émétique à haute dose.

Observation XXI. — Martin , homme robuste , tempérament sanguin , dans la force de l'âge , depuis plusieurs jours violente bronchite avec céphalagie. — 21 janvier 1823. Toux déchirante , quelques crachats muqueux , anorexie ; point de fièvre , large saignée du bras , soulagement léger. Deux émétocathartiques , donnés les jours suivans ; point de vomissemens , et cependant les symptômes sont calmés pendant dix jours. — 3 février : récidive , oppression , fièvre , 30 sangsues à la poitrine, écoulement abondant, syncope. — 6, point d'amélioration, langue d'un rouge animé, toux violente pendant la nuit. 12 grains d'émétique dans une potion gommeuse de six onces; quatre vomissemens, quinze déjections bilieuses, grand soulagement. — 7, même potion, mêmes résultats. — 8, un once de sirop-diacode, remplace l'émétique. — 12, guérison complète. (*Vaidy, journal complémentaire des Sciences Médicales, t.* 15, *p.* 203.)

L'auteur cite un autre fait absolument analogue.

Observation XXII. — Roselle, Jean, Michel, bonnetier, âgé de 46 ans, faible constitution. 16 mai 1833, violent point de côté à droite, précédé de frisson, toux violente; 18 sangues au côté malade, aucun soulagement. — 17, entrée du malade à la clinique de Laënnec, à la Charité. — 18, troisième jour de la maladie; fièvre assez forte, peau chaude et sèche, toux fréquente, crachats visqueux, rouillés, respiration presque puérile partout, résonnance moindre à droite, cœur faible; saignée de 8 onces. — 19, moins de fièvre, léger râle crépitant à gauche, respiration moindre à droite, avec râle muqueux, langue rouge vif au bord, blanche au centre, soif intense; bouche amère, constipation, sang couenneux; saignée de 8 onces, émétique, 6 grains, dans six demi-verres d'infusion d'oranger. — 20, abattement, faiblesse, mêmes symptômes, égophonie, pectoriloquie au même endroit, son mat, abcès soupçonné dans ce point, plusieurs selles, point de vomissemens. Addition d'une once de sirop diacode, à la boisson émétisée. — 21,

Tolérance entière, émétique 9 grains; faiblesse plus grande, crachats abondans, bilieux, pouls peu développé. — 23, face pâle et jaunâtre, yeux enfoncés, éteints, nez effilé, toux fréquente, sueurs presque froides, respiration caverneuse dans toute la partie postérieure et inférieure droite, matité. Tartre stibié, 12 grains, vésicatoire à droite sur le thorax. — 24, amaigrissement, face hippocratique, peau froide, sueurs visqueuses, pouls mou, sept pulsations, crachats verdâtres. — 25, abattement un peu moindre, — 26, amélioration, respiration moins gênée. — 27, 28, mieux très-marqué, langue à peine rouge, crachats spumeux, diminution de la respiration caverneuse, appétit. — 29, 30, toujours constipation, mais alors dévoiement très-fort sans coliques, crachats peu rouillés; émétique, 9 grains. — 31, insomnies, faiblesse, peau fraîche, pectoriloquie moins évidente, (la cavité purulente commence à s'effacer); émétique, 6 grains. — 1er, 2, 3 juin, amélioration, crachats à peine rouillés, pectoriloquie presque nulle, remplacée par un léger râle crépitant. — 4, 5, cessation du dévoiement; émétique, 4 grains, soupe. — 6 au 17, crachats moins abondans, brunâtres, puis semblables à la lavure de chair, puis jaunâtres et opaques. — 17, dévoiement par indigestion de cerises, suspension de l'émétique. — 36, respiration sans râle partout, seulement plus faible en arrière et à droite. Le malade sort guéri, quarante-huit jours après son entrée. (*Délagarde, Archives générales de médecine, p. 484, t. 4.*)

M. Delagarde rapporte encore quatre observations de pneumonie et pleuropneumonie, constatant l'efficacité du même traitement.

Observation XXIII. M. C..., 42 ans, ancien militaire, cheveux noirs et durs, santé autrefois robuste, débilité par les douleurs rhumatismales, il y a deux ans, inflammation gastro-hépatique, sensibilité conservée de ce côté. — 8 janvier 1831. Après un long séjour dans une cave où le malade s'était échauffé, malaise général, un peu de vin de Malaga pour rétablir la transpiration, frisson vague, mouvement fébrile, anxiété remarquable, face vultueuse, œil inquiet, pouls large, fréquent, céphalalgie, sueur chaude, point de douleur, point de signes d'auscultation. Large saignée de 20 onces. — 9. Son œil fort agité, rêves, délires, dyspnée commençante, crachats striés de sang, râle crépitant à la base du poumon droit. Deuxième saignée de 28 onces, renouvelée quelques heures après, sang couenneux; chaleur un peu moindre, marche des accidens pulmonaires, décubitus assis, respiration courte, précipitée, crachats roulés, d'un jaune verdâtre, matité en arrière et à droite, absence du bruit vésiculaire; saignée de 16 onces le soir. — 10. Orthopnée, prosopose altérée profondément, augmentation des signes stéthoscopiques, 120 pulsations, teinte ictérique des conjonctives et de la peau : 30 sangsues à la région du foie; exaspération des symptômes, petitesse du pouls, débilité générale, état des plus inquiétans; émétique, 8 grains associés au sirop diacode, dans une potion de 5 onces. — 11. Quelques vomissemens de matière bilieuse, deux selles abondantes, anxiété moindre. Le soir : tolérance gastrique, 4 selles. — 12, état très-satisfaisant, décubitus dorsal, râle sous crépitant, expectoration plus facile, crachats spumeux et moins verdâtres, 10 selles dans la journée, pouls 85. — 13, soif très-vive, chaleur incommode au pharynx, suspension de l'émétique, convalescence, crachats blancs et muqueux. — 15, un peu d'alimentation. — 25, guérison, seulement un grand affaiblissement. (*Lemasson*, *Journal hebdomadaire de médecine*, t. 4, p. 418.)

Observation XXIV. — Dupuis, Clotilde, 27 ans, haute stature, complexion forte, mal réglée; — 4 juillet, étouffement, malaise général, peau chaude pouls accéléré. 12 sangsues à la vulve, la malade étant à l'époque de ses règles; — 5, douleur à la base de la poitrine du côté gauche, 25 sangsues à ce point, renouvelées le soir. — 6, anxiété pulmonaire, décubitus à gauche, traits profondément altérés, pouls vifs, petit, vibrant. Le poumon droit fait à lui seul à peu près tous les frais de la respiration. A gauche son mat, râle crépitant, humide, absence du bruit vésiculaire, égophonie, dès-lors pleuro-pneumonie avec épanchement. Saignée de quatre palettes, répétée le soir; — 7, pouls petit, mais très-fréquent, respiration de plus en plus embarrassée; augmentation de l'épanchement. 30 sangsues au point affecté; émétique 6 grains, avec une once de sirop diacode, dans une potion aromatique de 6 onces. — 8, quelques vomituritions, bientôt tolérance parfaite, pouls moins fréquent. — 12, état général plus satisfaisant, pouls ralenti ayant acquis de la mollesse et de l'ampleur, respiration moins gênée, râle muqueux succédant au râle crépitant, expectoration nulle, épanchement en voie de résolution ; — 14, la matité, l'égophonie disparaissent ; légère expectoration muqueuse, constipation, pouls au dessous du rythme normal, débilitation marquée, *picotemens* au pharynx, (regardés par l'auteur comme le prodrôme de la saturation) appétit ; large vésicatoire sur le côté gauche, émétique réduit à 4 grains, puis à 2 ; — 19, émétique suspendu dans les premiers jours d'août ; respiration normale , seulement un peu de matité à gauche ; — 2 septembre, sortie de l'hôpital, guérison parfaite, seulement un peu de pâleur et de faiblesse (*id.*)

M. Lemasson cite encore 3 observations remarquables de pneumonie et pleuropneumonie guéries par la méthode rasorienne.

Nous lisons encore : 1° dans le Journal des connaissances médico-chirurgicales , t. 2 p. 169 , un mémoire intéressant de M. Teissier, contenant 5 observations; dans le journal hebdomadaire de médecine, t. 6, p. 262, un fait puisé par M. Filassier dans la clinique de M. Lugol; 3° dans le même journal, t. 6, p. 419, 2 observations de M. Guionné ; 4° dans Téallier (*loc. cit.* p. 229) 7 faits ; 5° dans la thèse de M. Gauché 1827, p. 17, une observation de pneumonie, recueillie dans le service de M. Chomel, etc. etc.; observations toutes favorables au traitement de la pneumonie, plusieurs même de la pleuro-pneumonie par les émissions sanguines et le tartre stibié à haute dose, et que nous aurions également rapportées si tous les faits essentiels pour démontrer

l'efficacité de la méthode italienne, dans les circonstances qui réclament son emploi ne se trouvaient pas
suffisamment exposés dans celles qui précèdent.

2° *Insuccès.*

Observation **XXV.** — Homme âgé de 61 ans, bonne
constitution, entré à l'Hôtel-Dieu le 14 avril 1826 ; depuis deux jours, douleur très-vive au côté droit de la
poitrine, respiration courte, suspirieuse, pouls fréquent, peu développé, bronchophonie mêlée de râle
crépitant sous l'omoplate droite, sonoréité faible dans ce
point, naturelle pour le reste de la poitrine : forte
saignée, grand affaiblissement ; — 15, à peine soulagement, pouls plus développé, moins fréquent que la
veille, nouvelle saignée ; — 16, le malade se croit
mieux, oppression persistante ; — 17, expectoration
sanglante, râle crépitant sous la clavicule droite, bronchophonie, matité en arrière du même côté, respiration
courte, anxieuse, pouls faible et sans fréquence, langue
humide ; saignée de 4 onces, tartre stibié 6 grains dans
une potion : vomissemens nombreux, point de selles ; —
18, langue sèche, mais sans rougeur, pommettes d'un
rouge brun, œil terne, face hippocratique, prostration,
décubitus dorsal, râle crépitant dans presque toute
l'étendue du poumon droit, pouls petit, dépressible :
émétique 8 grains, 2 faibles vomissemens, une selle liquide abondante ; — 19, prostration croissante, langue
sèche, face cadavéreuse, pouls faible et misérable, mort
à cinq heures du soir, au sixième jour de la maladie.

Nécropsie, vingt-quatre heures après la mort. Poumon droit volumineux, pesant, entièrement hépatisé,

passé à l'infiltration purulente dans les deux tiers supérieurs, poumon gauche simplement engoué, œsophage sain, estomac distendu par des gaz et parcouru vers le grand cul de sac par des sillons bruns et des espèces d'impressions comme des coups d'ongle qui auraient labouré la surface ; en passant le doigt par dessus on enlevait facilement toute la couche villeuse de sa membrane interne, l'orifice cardiaque était couronné par un cercle ponctué en rouge, on y voyait quelques dépressions grisâtres paraissant être le commencement d'ulcérations; la moitié pylorique de l'estomac un peu rouge, mais non ramollie ; une ligne brune et tranchée sépare cette portion de la précédente ; intestins grêles remplis d'une quantité considérable de bile verdâtre, et leur muqueuse tapissée par une couche glaireuse; dans cette membrane, point de ramollissement, d'épaississement, de coloration anormale, ni d'ulcération; gros intestin à l'état naturel. (*Dance, arch. géné. de méd.* t. 29 p. 17.)

Observation XXVI. — B..., 26 ans, petite taille, bien constitué, fusilier au 11.º de ligne, entré à l'hôpital le 24 février 1832 ; dyspnée très-forte, état maladif depuis 3 jours, pouls, langue, peau sans altération remarquable, mais respiration extrêmement courte et embarrassée, toux fréquente, crachats abondans, muqueux, séreux, écumeux, résonnance de la partie antérieure et supérieure du thorax ; état caractérisé : pleuropneumonie susdiaphragmatique avec emphysème œdémateux des poumons : saignée 10 onces , 2 ventouses scarifiées ; — 26 au 29, respiration anxieuse, râlante, assoupissement, gémissemens continuels , expectoration plus rare, très-difficile, de crachats mousseux, malaise qui s'accroît de plus en plus, facies violacé, prosopose altérée, insomnie, délire, pouls irrégulier, intermittent; 2 nouvelles saignées au bras, 2 potions stibiées, un vésicatoire sur la poitrine, sans résultat avantageux; — 1er mars au matin, mort.

Nécropsie. Anciennes et fortes adhérences pulmonaires, poumons crépitans, leur union avec le diaphragme est effectuée par de fausses membranes, épaisissement des plèvres enduites de sérosités gélatiniformes et de pus, injection, hépatisation des points pulmonaires correspondans; par la pression, issue d'une matière purulente et d'une sanie rouge épaisse comme de la lie de vin, altération occupant à peu près la totalité du troisième lobe du poumon droit, et plus d'un tiers du lobe inférieur du poumon gauche, dans les autres points, poumons très-crépitans, foie remarquable seulement par son volume et son étendue, estomac rétracté, rapetissé, sa membrane muqueuse fortement ridée, d'une couleur rosée avec des plaques injectées çà et là; intestin, rien de remarquable. (*Gasté, médecin de l'hôpital militaire des douanes, à Calais. Annales de la med. physiol.* t. 21 p. 252.)

Observation XXVII. — T...., homme de quarante-cinq ans, constitution détériorée, affecté depuis six mois d'un catarrhe pulmonaire qui vient de prendre le caractère de pleuro-pneumonie, entre à la clinique de perfectionnement le 24 novembre 1824. — 25, douleur dans presque toute la partie postérieure et latérale gauche de la poitrine, très-vive, augmentant par le décubitus, la percussion et même l'application du stéthoscope. Son mat sous la clavicule de ce côté, toux presque continuelle, crachats muqueux, filans, précédés par quelques accès hémoptoïques : quinze sangsues au côté douloureux. Émétique 6 grains dans six demi-verres d'infusion de feuilles d'oranger avec demi-once de sirop diacode. — 27, pommettes vivement colorées, tête pesante et douloureuse, pouls faible, mais vif et fréquente, soif intense, insomnie, accablement. Jusqu'au 30 les symptômes vont en s'aggravant. Continuation de la potion stibiée à 6 grains, avec une once de sirop diacode. Chaque jour quelques vomissemens légers et plusieurs selles. — 4 décembre, besoin continuel d'expectorer, fièvre, anxiété, malaise extrême, selles et vomissemens nombreux, son mat, bronchophonie dans le côté gauche du thorax, toux continuelle, crachats *phegmorrhagiques* (Laënnec), Pouls vif, très-fréquent, langue rouge au bord, à la pointe; malaise extrême : émétique 9 grains. — 5 et 6, vomissement, point de selle : tartre stibié 12 grains. — 7, respiration bronchique un peu plus sensible à la racine du poumon gauche, puérile dans tout le côté droit, sueurs générales, visqueuses, expectoration moins abondante, pouls mou, déprimé, toujours fréquent; abbattement, anxiété considérable. Mort à six heures du soir.

Nécropsie. Épanchement considérable de sérosité dans le péricarde avec quelques adhérences faibles. Collection d'un pus grisâtre, fétide, remplissant en partie la cavité thoracique gauche. Plèvre pulmonaire recouverte d'une fausse membrane épaisse, poumon

profondément hépatisé dans les points correspondans.
Division bronchique légèrement rouge, muqueuse de
l'estomac pâle, quelques plaques rouges sur celle de
l'intestin grêle. Du reste cet examen étant fait soixante-
cinq heures après la mort, lorsque la putréfaction
était déjà fort avancée, l'auteur de l'observation déclare
ne pouvoir compter beaucoup sur ces caractères. (*Vacquié Mém. de la soc. Méd. d'émulat. de Paris*, tom. 9
pag. 341).

Observation XXVIII. — Homme de trente-cinq
ans, jardinier, constitution forte, entre à l'Hôtel-Dieu
le 25 janvier. Depuis quinze jours, santé languissante.
Trois jours avant son entrée, sans cause connue, douleur au-dessous du mamelon gauche, frisson, nécessité de garder le lit, douleur de côté persistante, vive,
respiration gênée, fréquente, pouls fort, accéléré, face
colorée, affaiblissement très-prononcé, résonnance
générale de la poitrine, râle crépitant, à gauche, en
arrière, en haut, crachats salivaires, saignée de seize
onces, sang couenneux.—26, moins d'oppression, beaucoup de fièvre. Deuxième saignée.—Jusqu'au 29 aucun
changement notable. Deux larges saignées, vésicatoire sur le côté malade. — 30 souffle bronchique,
bronchophonie dans la fosse sous-épineuse, expectoration purulente et verdâtre, pouls faible, débilitation
croissante. 12 grains d'émétique dans autant de cuillerées d'infusion d'oranger. Le malade en prend seulement les deux tiers parce qu'il vomit beaucoup et
s'en trouve très-fatigué. Délire pendant la nuit. — 31,
pouls plus fréquent, moins petit, faiblesse extrême.

— Jusqu'au 10 février, crachats rougeâtres ou jaunâtres, sueurs nocturnes, le pouls se relève, quatre-vingt-seize pulsations. — Jusqu'au 21, odeur empestée répandue par la bouche et les crachats qui sont d'un gris roussâtre, souffle tubaire. — 26 vomissement dans une quinte de toux d'un verre de sérosité purulente, d'un gris verdâtre, semblable à celle des épanchemens pleurétiques. — 28 tintement métallique, gargouillement par la succussion, vomissement de la même matière; sueurs, fièvre, dévoiement. — 4 mars, mort.

Nécropsie trente heures après la mort. Plèvre gauche, adhérence gélatineuse et dans quelques points celluleuse. Caverne pulmonaire remplie d'une matière fétide dans l'épaisseur du lobe inférieur. Infiltration purulente vers le sommet du poumon. Douze ou quinze petits foyers du volume d'un pois à celui d'une aveline; organes abdominaux, rien de remarquable. (*Chomel Gaz. méd.* 1830, pag. 109).

Observation XXIX. —Femme de 68 ans, forte constitution, entrée à l'hôpital de la Pitié le 4 décembre, malade depuis huit jours, asthmatique depuis dix-huit ans, récemment exposée à la fatigue sous l'influence de plusieurs pluies. — 5, décubitus dorsal, facies exprimant l'anxiété, la souffrance; orthopnée, respiration suspirieuse, parole haletante, entrecoupée, toux fréquente, comme avortée, expectoration de deux ou trois crachats muqueux, bruit respiratoire pur antérieurement, sonoréité normale, en arrière et à droite son mat, râle crépitant, fin, sec, dans quelques points, respiration bronchique, sensibilité vive à l'épigastre, ingestion des liquides pénible, enduit blanchâtre de la langue, soif assez vive, ventre indolent, peau chaude, halitueuse, pouls dur, irrégulier, soixante-seize pulsations, battemens du cœur forts, tumultueux, respiration haute, costale, cinquante-deux mouvemens. Saignée du bras, sang couenneux, point de selles, dyspnée, crachats rouillés, quarante-huit inspirations, pouls quatre-vingt-huit : six grains d'émétique dans une potion aromatisée. — 7, nausées sans vomissement; point de diarrhée, toux fréquente, expectoration nulle, soixante-huit pulsations, trente-deux inspirations : 8 grains de tartre stibié. — 8, tolérance : 10 grains de tartre stibié avec demi-once de sirop diacode. Teinte ictérique de la face, constamment liée à l'infiltration purulente des poumons, pouls quatre-vingt-quatre, respiration quarante-quatre. 12 grains d'émétique, un vésicatoire à l'épigastre. — 10, dyspnée excessive, parole entrecoupée, lèvres, pommettes violacées, pouls petit, misérable, douze pulsations, asphyxie imminente. — 11 mort après une longue agonie.

Nécropsie. Point de sérosité dans les plèvres, aussi n'avait-il existé aucune douleur ; adhérence des poumons à la plèvre diaphragmatique, poumon droit complètement hépatisé, section pulmonaire offrant une multitude de petits foyers purulens du volume d'un grain de chéne visà celui d'un pois, lobe inférieur du poumon gauche dans le même état, cœur hypertrophié; adhérent au péricarde, rétrécissement des orifices ; muqueuse de l'œsophage saine dans les deux tiers supérieurs, à l'inférieur sept à huit pustules ulcérées au sommet, du volume des pustules varioliques, contenant une matière grumeleuse, blanchâtre ; une grande quantité de bile verdâtre dans l'estomac, teinte rose pâle de sa muqueuse, état mamelonné dans quelques points ; liquide jaunâtre dans l'intestin-grêle, une multitude de pustules analogues à celles de l'œsophage, surtout sur les valvules ; couleur rose pâle dans les intervalles, plaques de Peyer saines ; gros-intestin distendu par des matières fécales, aucune pustule ; foie gorgé de sang, vésicule pleine de bile (Andral. *Gaz méd.* 1832. p. 864.)

Observation XXX. — Homme de quarante-trois ans, cocher, bonne constitution, entré à la charité dans le mois de mai 1831, pour un lumbago chronique avec pléthore bilieuse, fièvre intermittente, quotidienne depuis huit jours ; éméto-cathartique, sangsues aux lombes ; sulfate de quinine, guérison, sorti le seize mai. —Quelques jours après, refroidissement, douleurs lombaires, bronchite, fièvre ; vésicatoire aux lombes ; entré à l'hôpital le 30 mai. — 6 juin, crachats visqueux, rougeâtres, verdâtres, toux, face animée, saignée de 12 onces. — 7, râle crépitant à droite et en arrière, matité dans une grande étendue, pouls peu fort, peu fréquent, douleur du côté droit, sang presque sans couenne ; 4 grains d'émétique dans 4 onces d'eau de gomme aromatisée, sinapismes aux pieds.— 8, trois garde-robes copieuses, 6 vomissemens bilieux, pouls fréquent, crachats visqueux, opaques, toux forte, bronchophonie, râle muqueux à gauche, en arrière, langue humide, un peu rouge : suspension

de l'émétique, cessation des selles et du vomissement.
— 11, affaissement; émétique, 2 grains — 12, abattement, pouls fréquent, épigastre sensible, plusieurs
vomissemens verdâtres, plusieurs selles, suspension
de l'émétique, vésicatoire à droite, délire continuel
— 16, respiration embarrassée, mort.

Nécropsie vingt-quatre heures après la mort, fausses
membranes à la face postérieure du poumon droit,
épanchement pleural, engouement du lobe supérieur
à gauche, hépatisation rouge de l'inférieur; à droite,
atrophie du sommet, engouement de la partie moyenne,
hépatisation grise de la base, bronches hypérémiées,
estomac fortement injecté, surtout vers l'orifice pylorique, contenant un mucus épais; ramollissement de
la muqueuse facile à déchirer, intestin rouge dans
quelques points, (Bodin, thèse 1832. p. 7.)

Observation XXXI.—Homme cinquante-quatre ans,
polisseur; catarrhe pulmonaire chronique depuis plusieurs années. — 27 mars 1834 refroidissement, le soir
frisson. — 28, point de côté au-dessous du sein droit,
toux violente, crachats visqueux et sanglans: saignée,
application de sangsues au point douloureux.— Entrée
à la Charité premier avril; peau chaude, pouls fréquent, crachats écumeux abondans, jaunes et rouges,
pommettes colorées, matité du côté droit, mélange de
râles muqueux et crépitant, saignée de 10 onces.—
2, mieux sensible, crachats presque transparens, son
clair, douleur moins vive, toux moins répétée, pouls
assez fréquent, peu développé, sang couenneux; 15
sangsues au côté droit, 6 grains d'émétique avec demi-

once de sirop diacode — 3 et 4, moins bien, crachats sanglans, nausées : plusieurs selles, matité au sein droit, expansion pulmonaire très faible de ce côté. — 5, crachats plus sanglans, pommettes animées, langue, lèvres sèches, pouls développé; saignée de 6 onces, un vésicatoire sur le sternum, diarrhée augmentée, toujours dyspnée à gauche, côté droit douloureux : sinapismes aux genoux. — 7, même état, — 8, nausées, diarrhée, 108 pulsations, respiration bronchique, crachats purulens, cessation de la douleur de côté, affaissement. — 10, grande prostration, diarrhée supprimée : suspension de l'émétique, julep, kermès, 2 grains. — jusqu'au 15, langue humide, prostration, toux moins forte, — 16, crachats plus abondans, striés, pouls fréquent, souffle tubaire, pectoriloquie au-dessus du mamelon droit : 12 sangsues. — 17, mort.

Necropsie. Vingt-quatre heures après la mort. — Épanchement séro-sanguinolent dans le péricarde, séreux dans la plèvre gauche, qui paraît plus malade que la droite, fausses membranes; en ouvrant la trachée artère, flocons purulens, un peu d'emphysème pulmonaire. Poumon droit, partout hépatisation grise excepté vers le sommet qui était très rouge; poumon gauche également pris; foie, rate plus mous que dans l'état ordinaire. État granuleux de l'estomac bien remarquable, deux fortes ecchymoses. Intestin hypérémié dans plusieurs points. (*Idem.*)

L'auteur cite encore une observation dont les résultats furent à peu près semblables.

Observation XXXII. — Caillet, enfant de huit ans,

bonne constitution, toussant depuis trois mois. Il y a trois semaines, rougeole présumée qui n'a duré que deux jours ; depuis ce temps augmentation de la toux, diarrhée, vomissement, amaigrissement progressif. — 2 mars, entré à l'hôpital, face rouge, animée, dyspnée intense, douleur vive sous le sein droit, râle crépitant à droite, pouls cent vingt-et-un, respiration quatre-vingt, peau chaude, sèche, langue d'un rouge vif, soif ardente, diarrhée, ventre douloureux. Quatre ventouses scarifiées au dos. — 4 langue humide, soif modérée, pouls cent trente, expectoration catarrhale, soixante inspirations, décubitus dorsal, expansion pulmonaire très-faible : tartre stibié 6 grains dans une potion aromatique. — 5, vomissement abondant et bilieux; pouls cent trente-deux, sueurs : 8 grains d'émétique. — 6 langue large, humide, enduit blanchâtre, affaissement, coliques, tolérance gastrique, diarrhée, quatre selles, pouls cent-vingt-quatre, respiration soixante huit. Peu de changemens dans la poitrine, suspension de l'émétique. — 7, nouvelle exaspération, pouls petit, cent quarante pulsations, respiration cinquante-deux. La diarrhée persiste, ventre sensible à la pression. Huit sangsues à la poitrine. Souffle bronchique à gauche, pouls très-fréquent, soixante inspirations : vésicatoire au dos, 6 grains de tartre stibié. — 9, pouls un peu relevé, cent vingt-pulsations. Tolérance gastrique et intestinale. Expansion pulmonaire un peu plus étendue. — 11, retour de la diarrhée. — 12 météorisme du ventre, face violacée, prostration profonde, dyspnée. — 13, mort.

Nécropsie. Poumon gauche farci de tubercules crus, engouement du tissu pulmonaire, hépatisation rouge dans quelques points ; à peu près les mêmes altérations à droite. Epiglotte rouge, ulcérée à sa base, foie volumineux, couleur jaune paille, graissant le scalpel. Rate molle, tuberculeuse muqueuse gastrique pâle, consistance normale, intestinale grêle, *idem* dans ses trois quarts supérieurs, teinte rosée dans le quart inférieur. Deux ulcérations des glandes de Peyer ; consistance normale, cœcum rouge. (Bouneau et Constant, *Gaz. méd.* 1833, p. 306.)

Observation XXXIII. — Charles Roger, 9 ans et demi, 18 mars, toux, malaise fébrile, douleur du côté droit de la poitrine. — 19, vomissement, céphalalgie. 21, entrée à l'hôpital ; face colorée, abattement, anxiété, pouls 132, respiration 36, expansion très-faible à droite, son obscur, toux sèche, langue large, humide ; 10 sangsues au point douloureux. — 22, râle crépitant à droite, pouls 124, respiration 42 ; six nouvelles sangsues. — 23, pouls 120, respiration 40, enduit jaunâtre de la langue, soif vive, abattement ; émétique 6 grains, quatre selles, quatre vomissemens après la première cuillerée. Emétique suspendu pendant trois heures, ensuite repris ; un seul vomissement. — 24, pouls 96, respiration 36, crachats visqueux, rouillés ; émétique ; deux selles, un vomissement. — 25, crachats très-rouillés, râle crépitant dans tout le côté droit, pouls 116, respiration 30 ; émétique 6 grains. — 26, tolérance complète, toux moins fréquente.—Jusqu'au 29, tolérance : le souffle bronchique a disparu, peu de râle crépitant ; suspension de l'émétique. — 3o , prostration , haleine fétide , plaque gangréneuse sur la partie interne de la joue droite ; gargarisme chloruré. Vésicatoire sur le côté droit de la poitrine.—3 1, langue fuligineuse , prostration extrême. — 1er avril, mort.

Nécropsie. Poumons hépatisés à leur base. Muqueuse gastrique d'un rose pâle, consistance normale , amincissement dans plusieurs points avec dépression. Foie pâle , graisseux ; muqueuse intestinale pâle sans ramollissement ; bronches rouges. (*Id.*)

Observation XXXIV. — Bisolier , âgé de 6o ans ; forte constitution , n'ayant jamais été malade , hernie inguinale contenue.— 29 novembre 1823 , respiration de la vapeur irritante qui s'exhalait d'un marc d'argent en fusion. — 1er décembre , nausées , malaise général ; trois verres de vin. — 2 , violens efforts pour vomir. — 3 , entrée à l'hôpital , épigastralgie , douleur susorbitaire , langue rouge , sèche , soif vive, anorexie, dévoiement bilieux , toux fréquente , crachats liquides, jaunâtres , respiration assez libre sans douleur thoracique, pouls plein , répété , urine rouge , respiration puérile à gauche , nulle à droite dans les trois quarts supérieurs , râle muqueux , crépitant , matité en arrière , pneumonie ; saignée de 8 onces. — 5 , abattement , délire , respiration plus fréquente , pouls intermittent , dévoiement. Saignée de 8 onces , émétique 6 grains avec une once de sirop diacode , affaiblissement général plus considérable , déjections involontaires, délire comateux ; deux vésicatoires aux cuisses , suspension de l'émétique ; langue molle , plus humide , respiration plus accélérée, sang plastique, non couenneux ; 6 grains d'émétique. Pouls petit, fréquent, langue fuligineuse, épigastre, ventre sensibles, tolérance complète, point de délire. Vésicatoire sur la poitrine; augmentation de tous les symptômes, mais langue pâle et humide, pouls à peine sensible. **Mort.**

Nécropsie. Poumon droit pris en une seule masse adhérant à la plèvre, qui conserve l'impression des côtes ; poumon infiltré de pus en plusieurs endroits, petits foyers du volume d'une aveline dans le tiers supérieur, hépatisation rouge de la partie moyenne, forte congestion sanguine de l'inférieure, poumon gauche sain, excepté dans sa partie postérieure, commencement d'hépatisation. Estomac d'une flaccidité remarquable, muqueuse faiblement injectée, rougeur légère, ponctuée près du pylore ; teinte rouge et foncée de la fin du jéjunum dans l'étendue d'un pouce ; gros intestin contracté. (Delagarde, *Arch. génér. de méd.*, t. IV, p. 498.)

L'auteur cite une autre observation, dans laquelle on voit également échouer l'émétique.

Observation XXXV.—Levaillé, 50 ans, taille élevée, forte constitution, hypertrophie du cœur depuis longtemps. — 26 février 1830, douleur au côté droit de la poitrine, toux sèche, opiniâtre, infiltration considérable des membres pelviens, qui l'oblige à garder le lit depuis 15 jours, crachats striés, expansion pulmonaire incomplète de ce côté, un peu de râle crépitant; saignée du bras, 8 onces.—28, crachats sanglans, extension du râle crépitant, pouls petit, misérable, proso pose altérée profondément, faiblesse extrême; 8 grains de tartre stibié en 4 onces d'infusion aromatique, avec une once de sirop de pavot. — 1er mars, trois selles , point de vomissemens, le malade se trouve mieux ; douleur vive au côté droit, six sangsues qui la font disparaître; diminution de l'œdème ; 12 grains d'émétique. — 2 mars, léger délire, loquacité, rêvasseries , soif, langue nette, large, molle, humide, rapports, hoquets, tolérance complète, poumon plus perméable, moins crépitant, un peu d'égophonie, crachats ocreux contenant du sang noir ; émétique, 15 grains. — Trois crachats blancs, tendance à la résolution pulmonaire, teinte ictérique; 12 grains d'émétique. Rapports, hoquets continuels ; suspension de l'émétique ; chaleur, douleur au pharynx, accident qui est dû à l'inflammation pustuleuse qui se développe quelquefois dans l'œsophage pendant le cours du traitement stibié. Je l'ai vu plus rarement dans la pneumonie que dans les autres maladies ; il disparaît promptement après la cessation du remède, et ne mérite d'attention que lorsqu'il est assez grave pour empêcher la déglutition. — 5, plus de toux, respiration libre, symptômes de la pneumonie à peu près dissipés, mais faiblesse extrême, langue sèche, pouls fréquent, tumultueux, affaiblissement gradué. — 8, extinction sans agonie, sans douleur.

Nécropsie 36 heures après la mort. — Hypertrophie du cœur, poumon droit laissant suinter un liquide spumeux et jaunâtre, hépatisation rouge , granulée; poumon gauche sain, muqueuse gastrique recouverte d'un mucus épais, adhérent ; quelques espaces pointillés, arborisés; ulcération vers la grande courbure de deux à trois lignes, cicatrisée depuis long-temps ; muqueuse intestinale comme celle de l'estomac. (Téallier, *loc. cit.* p. 257.)

Observation XXXVI. — Homme d'affaires , cinquante ans , tempérament bilieux sanguin, faible constitution ; entré à la clinique de M. le professeur Chomel, le 10 février 1827. — 7, après une longue course, un repas copieux, frisson vers le soir, douleur sous le sein droit. — 8, augmentation des symptômes, fièvre, oppression, toux, sangsues au point douloureux, ensuite vésicatoire , augmentation des accidens. — 10, saignée. — 11, visage rouge, animé , oppression trèsgrande, crachats roulés, jaunâtres; léger râle crépitant, respiration bronchique, bronchophonie ; son mat surtout en arrière, pouls petit, 96 pulsations, langue sèche, rouge, noire, fuligineuse , saignée de 12 onces. — 12, nouvelle saignée, 6 grains d'émétique en 6 onces d'infusion d'oranger, abattement ; le malade se sent comme paralysé, sueurs abondantes, 5 selles, nuit calme, un peu de sommeil. — 13, moins d'oppression, pouls toujours fréquent mais plus développé, râle crépitant, 12 grains d'émétique. — 14, les symptômes s'aggravent de nouveau , oppression forte, 102 pulsations, saignée de 10 onces; émétique, 18 grains; sang couenneux. — 15, 30 grains d'émétique. — 16, grande faiblesse, langue sèche, rouge à sa pointe, soif; 92 pulsations, respiration bronchique, bronchophonie, émétique, 40 grains dans 8 onces d'infusion de feuilles d'oranger ; 6 selles, 4 vomissemens, suspension de l'émétique. — 17, crachats muqueux, 6 selles dans la journée. — 18, taches blanchâtres dans les amygdales et sur la luette, prurit douloureux, face pâle, amaigrie; 28 respirations, 100 pulsations, decubitus dorsal, 15 grains d'émétique avec 1/2 once de sirop diacode.—19, 7 selles, 108 pulsations, 34 respirations, vésicatoire au-devant de la poitrine. — 20, prostration, sentiment de la faim, crachats d'une matière purulente, refus de prendre l'émétique, un peu de délire. — 21, face hippocratique, 38 respirations, 100 pulsations; émétique suspendu d'après un nouveau refus du malade. — 24, délire continu, affaiblissement gradué, mort.

Necropsie, vingt-six heures après la mort.—1, cuillerée de sérosité dans chacun des ventricules cérébraux, adhérence pleurale. Poumon gauche : hépatisation rouge à la base. Poumon droit : lobe inférieur, granulation grise, pus par la pression. Bronches hypérémées : matière verdâtre d'un aspect purulent, recouvrant leurs parois ; muqueuse gastrique épaissie, mamelonnée, rouge, sans ramollissement, état constituant, d'après M. Chomel, une véritable gastrite. Intestin à l'état normal. (Gauché, *thèse* 1827, p. 23.)

L'auteur cite encore deux observations dans lesquelles l'émétique n'a pas empêché la mort des sujets.

*Pneumonies traitées par le tartre stibié à haute dose,
sans évacuation sanguine.*

1° SUCCÈS.

Observation XXXVII. — Femme de trente ans, reçue à la clinique le troisième jour de sa maladie. — Douleur au côté droit, pouls vibrant et fréquent, respiration pénible, toux sèche, céphalalgie précédée de frisson, état caractérisé, pneumonie ; 24 grains d'émétique dans deux livres de décoction d'orge. — Quatrième jour, un seul vomissement, une évacuation alvine, diminution de la fièvre et des symptômes de la péripneumonie. — Cinquième jour, tolérance complète, augmentation des symptômes vers le soir, surtout de la toux, de la douleur. Un scrupule de tartre stibié le matin, demi gros le soir. — Sixième jour, demi gros d'émétique matin et soir. — Septième jour, amélioration très-sensible, douleur seulement dans les fortes inspirations ; 5 selles. — Huitième, neuvième, dixième jours, progrès de l'amélioration ; une ou deux selles par jour, tolérance gastrique ; réduction de l'émétique à 2 scrupules par jour. — Onzième jour, vomissemens sans effort, apyrexie, disparition des symptômes de la pneumonie ; émétique, 12 grains par jour ; saturation et répugnance, suspension. — Treizième jour, sortie de l'hôpital, guérison parfaite. (Rasori, *Bibliot. de Ther.*, p. 224.)

Observation XXXVIII. — Homme de trente-six

ans, froid fébrile depuis quatre jours, suivi de douleurs au côté droit ; toux, dyspnée , etc. ; déjà plusieurs autres péripneumonies antérieures. — Cinquième jour de la maladie, douleur dans la partie supérieure du côté droit, toux , crachats très-sanglans , pouls plein , large, fréquent ; sueurs. Émétique, un scrupule. — Sixième jour, 3 légères nausées, 6 selles, crachats encore abondans et sanguinolens, diminution des autres symptômes ; 1 scrupule d'émétique matin et soir. — Septième jour, crachats moins abondans et peu sanguins , diminution de la toux et peu de fièvre, 1 selle , tolérance gastrique. — Huitième jour, 5 selles, nausées fréquentes, forte sensation de plénitude à l'estomac , toux presque nulle , crachats salivaires, respiration libre, point de fièvre, suspension do l'émétique, sortie de l'hôpital en très-bonne santé. (*Id.*)

Observation XXXIX. — Un cultivateur âgé de trente ans , éprouvant de la fièvre depuis huit jours, d'abord tierce, ensuite continue, est pris d'une douleur de côté vive à droite et se fait recevoir à l'hôpital ; toux , crachats sanglans. — Huitième jour de la maladie, joues d'un rouge vif, respiration très-pénible, pouls vibrant et fréquent, sueurs. 1 gros de tartre émétique dans 2 livres d'eau d'orge. Ce médicament est pris en quatre fois par la négligence de l'infirmier. 2 vomissemens, plusieurs selles , même état que la veille ; 1 gros d'émétique matin et soir. — Dixième jour, mêmes symptômes, tolérance gastrique, 2 selles ; 1 gros d'émétique pour le matin , 4 scrupules pour le soir. — Onzième jour, crachats peu teints, diminution de la toux, 2 vomissemens, 4 selles, amélioration sensible ; émétique, 2 scrupules matin et soir. — Douzième jour, fréquence du pouls bien diminuée ; à peine 60 pulsations, tolérance gastrique, une selle, amélioration progressive. — Treizième jour, pouls encore ralenti ; demi gros d'émétique matin et soir. — Du quatorzième au dix-neuvième jour, amélioration graduée, diminution progressive de l'émétique, suspension. Sortie du malade, guérison parfaite. (*Id.*)

Observation XL. — Lecerf (Alexandre), trente ans, constitution assez faible, cependant d'une bonne santé. Le 28 janvier 1829, après une indigestion, toux, crachats sanglans ; le malade ne consulte pas et mange la demie. — 1er février, céphalalgie, chaleur à la peau, pouls fréquent, langue jaunâtre, épaisse, muqueuse, toux vive, difficile, crachats muqueux, roulés, mêlés de sang rouge, quelques-uns couleur de jus de pruneaux très-étendus, bronchophonie, matité dans les trois quarts inférieurs du poumon gauche; à droite, un peu de râle crépitant ; en bas, expansion moindre, bronchophonie obscure, nausées pendant la toux, douleurs dans le flanc gauche ; émétique, 12 grains dans une pinte d'eau d'orge ; nausées, six selles liquides, fatigue générale ; amélioration le soir, langue jaune et blanchâtre, chaleur à la peau, pouls mou et fréquent, bronchophonie moins étendue, respiration plus franche, bronchophonie disparue à droite, râle crépitant diminué, crachats moins sanglans. — 2, langue humide, tolérance gastro-intestinale, sommeil prolongé, toux peu fréquente mais éveillant la douleur à l'épigastre, plus de râle à droite ; à gauche, matité, râle crépitant, excepté vers le sommet. — 3, picotemens à la gorge, vomissement., pas de sang dans les crachats, seulement, râle crépitant dans le poumon gauche et quelques bulles dans le poumon droit ; pouls normal, face amaigrie. — 4, 2 selles, 4 vomissemens, soulagement, langue jaunâtre, épigastre douloureux, expectoration facile ; à gauche, respiration bronchique, un peu de râle ronflant. Émétique, 6 grains. — 5, nausées, une selle, expectoration spumeuse, difficile, toux gastrique. — 7, à gauche seulement, un peu de râle crépitant, frémissement des parois pectorales pendant l'articulation des sons. — 8, 1 vomissement, 2 évacuations, coliques, amélioration stéthoscopique ; émétique, 3 grains. — 13, rien de bien remarquable, égophonie douteuse, suspension de l'émétique. — 17, état normal des fonctions, un peu de douleur à gauche. — 21, sortie, guérison parfaite. (Guionnet, *thèse* 1830.)

Observation XLI. — Barrier, Pierre-Joseph, vingt ans, entré à l'hôpital Saint-Louis pour une scrophule tuberculeuse ulcérée, fut pris à la fin d'octobre 1830, d'un érysipèle à la face. Délayans et évacuans, disposition subite, persistance des phénomènes cérébraux qui masquent pendant plusieurs jours une pneumonie gauche dont les progrès sont rapides, nonobstant l'emploi des purgatifs et des dérivatifs appliqués aux membres pelviens, — 25 octobre, décubitus assis, orthopnée, grande anxiété, face décomposée, cadavéreuse, pouls petit, pulsations difficiles à compter par leur fréquence, crachats gélatiniformes, n'arrivant qu'à l'isthme du gosier dont il fallait les extraire, son mat dans presque toute l'étendue du côté gauche, aucun bruit vésiculaire excepté vers le sommet, dans ce point râle crépitant humide. On s'apprêtait à donner les derniers secours au malade et nous pensions aussi qu'il ne restait plus aucune espérance. Ainsi donc en désespoir de cause : tartre stibié 12 grains, sirop diacode 2 onces, dans une potion aromatique de 6 onces par cuillerée toutes les dix minutes; 26, au matin, amélioration, anxiété moindre, selles nombreuses, le pouls a repris de l'ampleur, râle crépitant un peu étendu dans les points envahis par la matité. Vers le soir, dégagement progressif du poumon, respiration moins laborieuse, râle crépitant même dans le lobe inférieur, continuation des selles, augmentation des crachats mêlés à des mucosités aqueuses; — 27, état très-satisfaisant, râle crépitant dans toutes les parties naguères hépatisées; déjà même bruit vésiculaire dans le sommet d'abord envahi par le râle sous-crépitant. Le malade remplit son crachoir de mucosités blanches, spumeuses dont l'expectoration est facile. 8 grains d'émétique; — 28, progrès de l'amélioration ; — 29, franche convalescence. Emétique suspendu, guérison complète après quelques jours (Lemasson, *Journ. heb.* t. 4, p. 425).

Observation XLII. — Masse, Marie, 26 ans, tempéremment bilioso-nerveux, affection morale triste; — Le 5 septembre 1829, exposition aux influences d'une forte pluie, le soir frisson violent qui se prolonge dans la nuit. — 6, alternatives de chaud et de froid, dyspnée, toux sèche, langue sale, bouche mauvaise. La malade prend du vin chaud, une tisane de bourrache miellée jusqu'au 10. Dans cet intervalle, fièvre intense, crachats abondans, sanglans, suffocation imminente. Masse vient de recevoir les derniers secours de la religion, à neuf heures du soir face pâle, œil vif, narines dilatées, lèvres minces, langue sèche, couverte de stries jaunâtres et sanguinolentes. 105 pulsations, la douleur de côté profonde et gravative, étouffement, la malade sent que l'air ne pénètre pas, crachats visqueux, imprégnés de sang noir, bruit vésiculaire, inapercevable depuis le sein droit, jusqu'à l'hypochondre, râle crépitant faible dans les autres points, mouvemens du cœur faible, irrégulier, prostration générale. Proposition d'une saignée que le malade rejette. En désespoir de cause, 3 grains d'émétique dans un demi-verre de tisane, ensuite émétique 8 grains dans une potion aromatique de 6 onces ; après la seconde dose, nausées : la garde malade croit favoriser le vomissement en donnant la troisième tolérance gastrique. Sommeil de quelques heures ; — 11, pouls développé, ralenti, 90 pulsations, crachats moins visqueux, point d'imminence de suffocation, douleur presque nulle, râle crépitant dans la plus grande partie du poumon droit ; — 12, une selle dure et peu copieuse, apparition des règles qui coulent abondamment, crachats simplement rouillés avec quelques filamens noirâtres, pouls plein, 80 pulsations. Emétique, 6 grains ; — 13, amélioration stéthoscopique, légère moiteur, appétit, 2 crèmes de riz ; — 14, les règles continuent, toux presque nulle, râle crépitant sensible même à la base du poumon droit, crachats muqueux. Emétique, 4 grains, 1 soupe ; — 15, bruit respiratoire dans quelques points à droite, langue humide, large, vermeille ; 16, progrès de l'amélioration. Emétique, 2 grains ; — 17, quelques coliques, borborygmes ; — 18, huile de ricin, 2 onces. évacuation abondante ; — 19, bien-être parfait, 70 pulsations, alimentation légère ; — 26, guérison parfaite (Benaben, *Revue médicale*, t. 4, p. 10).

Observation XLIII. — Pech, Dominique, agriculteur, 28 ans, tempéramment bilieux, bonne santé, se fatigue à la pêche. Malaise dans la nuit, le lendemain travaux ordinaires, un peu de raideur dans les membres pelviens ; — 7 février, anorexie, dégoût du travail, frisson, — 8, quatrième jour de la maladie, Face animée, œil brillant, conjonctive jaune, même teint répandu sur la peau, circonstance assez ordinaire chez le malade, pouls fort, fréquent, 108 pulsations, dyspnée, aucune douleur dans la poitrine, qui résonne partout à la percussion, toux fréquente, crachats visqueux, verdâtres, quelques-uns striés de sang. 6 grains d'émétique dans une potion gommeuse, à la troisième dose vomissemens bilieux, puis tolérance gastro-intestinale, amélioration ; — 9, même état, râle crépitant au-dessous du sein droit, surtout dans la fosse supérieure. Tous les crachats sont rouillés. Emétique 8 grains ; — 10, respiration plus libre, toux moins fréquente, crachats plus sanglans, pouls 90 ; — 11, le malade se croit guéri, crachats plus liquides, moins sanglans, Pech néglige sa potion stibiée, le soir frisson, grande chaleur, expectoration laborieuse, retour de l'oppression. Emétique immédiatement repris ; — 12, amélioration, crachats visqueux. Emétique 10 grains; — 13, 14, progrès de l'amélioration, — 15, pouls naturel, un peu de fréquence, respiration libre, râle muqueux, appétit, diarrhée dans la nuit. Suppression de l'émétique, progrès de la résolution ; — 20, guérison. Le malade reprend ses travaux (*Id.*).

Observation XLIV. — Ferré Jean, cultivateur, 40 ans, tempérament lymphatico-sanguin ; le 2 janvier 1825, rhume depuis plusieurs jours ; depuis la veille, respiration plus difficile, crachats striés de sang, aujourd'hui visqueux remplis de bulles d'air et légèrement rouillés; à l'auscultation, râle muqueux presque général; au-dessous de chaque sein murmure inspiratoire d'une force remarquable, pouls 90 ; 6 grains d'émétique dans une potion : tolérance gastro-intestinale ; — 3, amélioration notable ; — 4, émétique 4 grains ; progrès de l'amélioration, guérison après quelques jours (*Id.*).

Observation XLV. — Madame D***, d'une constitution forte, âgée de 50 ans, d'un tempérament bilieux, éprouva sans cause connue un violent frisson : aussitôt respiration difficile, expectoration de crachats amers, écumeux, se détachant difficilement par les efforts de la toux; quelques-uns offrent partiellement une teinte rosée ; pouls fort, 80 pulsations, langue humide, mais fortement chargée de mucosités jaunâtres; bouche amère, épigastre indolent ; émétique, 8 grains dans 6 onces d'eau, la première dose produit des selles et des vomissemens abondans de matières visqueuses et porracées, la tolérance s'établit cependant, et l'émétique continue à être supporté; aucun accident n'est venu troubler la convalescence, qui a été parfaite le dixième jour. (*Id.*)

Observation XLVI. — Tourquet, Jeanne, accouchée depuis un mois sans accident, âgée de 24 ans, assez robuste, éprouve le 6 novembre 1818, un violent frisson, en revenant de laver du linge; nuit mauvaise, toux dyspnée. — 7, crachats sanglans. — 8, peau moite et chaude, pouls très-fort, 90 pulsations, douleur dans toute la poitrine, toux fatiguante, crachats abondans, visqueux, fortement imprégnés de sang; l'auscultation n'est pas pratiquée, la percussion n'indique rien d'anormal, seulement elle excite la douleur; émétique, 10 grains dans une infusion de violette; dès les premières doses, la poitrine devient plus libre; à la sixième, un vomissement de matières légèrement jaunes, deux selles dans la journée; la malade se trouve si bien, qu'elle ne veut plus continuer la potion stibiée; guérison. (*Id.*)

Observation XLVII. Le sujet de cette observation, offre les symptômes suivans : son mat dans une grande étendue du côté droit de la poitrine; décubitus sur ce côté; inspiration pénible, toux sèche, symptômes bilieux très-prononcés, constipation opiniâtre, émétique, 8 grains; déjections alvines copieuses, respiration plus libre; deuxième jour, émétique 12 grains, continué à cette dose pendant trois jours, moiteur à la peau, et

puis sueurs abondantes , nausées ; les déjections continuent , la respiration se fait plus facilement , mais la
matité persévère. Sixième jour , progrès de l'amélioration , émétique, 8 grains, pendant quatre jours. —
Onzième jour, égophonie assez prononcée , émétique
4 grains, continué pendant quatre jours à cette dose.
— Quinzième jour , respiration normale, décubitus
facile des deux côtés. — Vingtième jour , le malade
sort de l'hôpital parfaitement guéri. (Pons-Caylus ,
Thèse , 1826, p. 24)

Observations XLVIII. — Marie Guillem , 18 ans ,
tempérament lymphatico-sanguin, constitution robuste,
fièvre quarte depuis six mois, pneumonie gauche mécon-
nue jusqu'au huitième jour , époque à laquelle M. Puntous voit cette malade pour la première fois. Decubitus
dorsal, pommettes violacées , visage hébété, œil sans
expression , narines respirantes , langue humide aux
bords, sèche et brune au centre, aphonie, soif modérée, douleur gravative à gauche dans le thorax ; de ce
côté, son mat, bruit respiratoire nul dans le point affecté, puéril dans les parties voisines, râle crépitant
très-sensible dans la région de l'omoplate, respiration
fréquente, laborieuse , toux humide, crachats de couleur acajou, pouls très-fréquent , déprimé, abdomen
légèrement sensible. Potion stibiée continuée jusqu'à
ce que la malade en ait pris 18 grains, cette dose a
suffi pour faire disparaître tous les phénomènes morbides, on la fit prendre par cuillerée toutes les deux
heures. Amélioration progressive des signes de la percussion et de l'auscultation, les crachats deviennent

muqueux par degrés , la langue s'humecte , le pouls se
relève , et dans l'espace de quelques jours la malade ne
conserva plus d'une altération aussi grave que de la faiblesse , quelques aphthes sur les lèvres et de l'aphonie ,
phénomène qui ne cessa que long-temps après la guérison. (Puntous. *Rev. med.* t. 3 , 1834 , p. 52.)

Afin d'apprécier plus exactement les influences des
antimoniaux dans le traitement de la pneumonie , nous
rapporterons plusieurs observations relatives à l'administration de l'acide antimonique , et de l'oxide blanc
d'antimoine , préconisé par MM. Récamier , Trousseau , etc., comme présentant moins d'inconvéniens à
redouter que l'émétique.

Observation XLIX. — Benoit Tabareau , maçon ,
23 ans , taille moyenne , bien constitué , enrhumé depuis huit jours , et dans un état de malaise. Le 23 mars
1833 , fièvre , point de côté , toux , expectoration san-
guinolente ; — 24 , entrée à l'Hôtel-Dieu , salle Saint-
Bernard , service de M. Trousseau ; — 25 , pommette
d'un rouge brun , teint jaune-paille , peau chaude , halitueuse , langue sèche , soif vive , un peu de sensibilité
à l'épigastre , pouls 100 pulsations , respiration 34 ,
expectoration visqueuse , crachats orangés , ternes ,
matité en arrière depuis le sommet de la poitrine jusqu'à sa partie moyenne , respiration bronchique dans
le tiers moyen , bronchophonie dans le supérieur ,
point de râle crépitant du côté gauche , respiration puérile. Acide antimonique 2 gros en deux loochs à prendre
par quart de trois en trois heures ;—26, teint pâle , chaleur fébrile , peau sèche , langue humide , soif vive , dou-

leur à l'épigastre ; un vomissement et 7 selles, moins
d'oppression, visage plus calme, crachats moins rouillés ; un peu de râle crépitant vers le tiers moyen, douleur de côté, 68 pulsations, 32 respirations ; — 27,
récrudescence que l'on attribue à l'enlèvement des ri-
deaux, au renouvellement de l'air dans la salle, oppression considérable, anxiété, râle crépitant au-dessous
du même endroit vers la base du poumon, matité,
douleur dans un point du côté gauche, 88 pulsations,
30 respirations, soif : acide antimonique 3 gros dans
trois loochs ; — 28, peu de sommeil, langue blanche,
rouge sur les bords ; une selle, toux opiniâtre, enroû-
ment, appétit, souffle bronchique en arrière et en bas,
bronchophonie dans le tiers moyen ; un peu d'égophonie à la pointe du scapulum, pouls 72, respiration 41 ;
— 29, sommeil passable, facies amélioré, douleur de
côté diminuée ; peu de soif, langue humide, toux opiniâtre ; un vomissement, une selle, crachats moins
rouillés ; l'épanchement paraît augmenté ; à gauche,
râle crépitant à la base, pouls 82, respiration 47 ; —
30, peau chaude, humide, 2 selles, moins de matité,
bruit vésiculaire à la périphérie, amélioration stéthoscopique, 67 pulsations, 46 respirations ; — 31, progrès
de l'amélioration, retour du râle crépitant qui prend la
place de la matité, pouls 68, respiration 28 ; —
1ᵉʳ avril, teint bon, sommeil réparateur, légères douleurs à l'épigastre, acide antimonique 2 gros seulement
dès la veille, 2 demi-potages, amélioration des résultats stéthoscopiques, acide antimonique 1 gros et demi,
quatre soupes ; — 3, épistaxis léger, face colorée, ap-

pétit, une selle, 43 pulsations, 18 respirations, acide antimonique 1 gros; — 4, 5, convalescence, respiration pure, 22 par minute, 40 pulsations; — 11, cessation de l'antimoine que l'on a graduellement amené à la dose d'un scrupule; des alimens ont été graduellement accordés, cessation de l'acide antimonique, retour de l'embonpoint; — 12, pouls 68, le malade sort parfaitement guéri. (Patin, *Thèse*, Paris, 1833.)

Observation L. — Victoire E..., 28 ans, domestique depuis quinze jours; catarrhe pulmonaire fort intense; — 27 octobre 1832, frissons violens suivis de chaleur et de sueur, oppression, crachats teints de sang, continuation du travail; — 7 novembre, entrée à l'Hôtel-Dieu, salle Saint-Paul, service de MM. Récamier et Trousseau, onzième jour de la maladie; — 8, pommettes rouges, peau chaude, halitueuse, pouls plein, fréquent, toux vive, crachats visqueux, rouillés, douleur profonde au côté gauche, respiration courte, oppression, son mat en arrière, clair en devant, respiration bronchique, bronchophonie avec chevrottement à la base du poumon gauche, râle crépitant et sec au sommet; dans la partie intérieure, râle sibilant, pouls 100, respirations 28, langue rouge, soif: 1 gros d'antimonite de potasse en deux loochs; le soir pouls plus souple, 95, peau moins chaude, expectoration plus facile, moins visqueuse, moins rouillée; — 9, crachats incolores, plus aérés, pouls 80, respiration 28, point de côté persistant, oppression diminuée; — 10, crachats séreux, abondans, matité à la base du poumon, un peu d'égophonie, respiration bronchique dans le

tiers moyen, vésiculaire à la racine, retour du râle crépitant, pouls 64, respiration 22, soif nulle, urines
abondantes : antimoniate de potasse 48 grains, deux po-
tages ; — 11, pouls 56, respiration 20, disparition de
l'égophonie, respiration vésiculaire, commençant à
la base avec râle muqueux : antimoniate 36 grains, le
quart : — 12, convalescence, suppression de l'antimoine ; — 20, guérison parfaite. (*Idem.*)

Outre ces faits, M. Patin cite encore quatre observations de succès par l'antimoniate de potasse et le kermès
avec et sans émissions sanguines, qui confirment encore les bons effets de cette médication.

Observation LI. — Bernard, 4 ans, 28 juillet, céphalalgie, douleur lombaire, anorexie, fièvre ; entré
le 28 à l'hôpital, éruption variolique ; — 29, pustules
nombreuses, pouls 112 ; — 4 août, jusqu'ici marche
ordinaire de l'éruption, les alimens ont été accordés.
A cette époque, toux, fièvre, diète absolue ; — 5,
mêmes symptômes ; — 6, toux plus fréquente, dyspnée, suspension de la marche varioleuse, pustules flé-
tries, quelques-unes même noirâtres à leur centre, pâleur de la peau dans les intervalles, abattement, oppression, matité à droite et à gauche vers la base des
poumons, souffle tubaire, bronchophonie, un peu de
râle crépitant, langue muqueuse, grisâtre, haleine
fétide, soif vive, ventre douloureux, 2 selles liquides,
pouls 128, respiration 48. Oxide blanc d'antimoine,
24 grains dans un julep gommeux ; — 7, même état,
expectoration nulle, 48 inspirations, 116 pulsations.
Oxide blanc, 48 grains; — 8, amélioration notable,

fièvre diminuée, pouls 96, respiration 36, amélioration des signes stéthoscopiques, langue humide, soif peu vive, ventre indolent, diarrhée légère, peau réchauffée, colorée, marche franche de l'éruption. Oxide blanc 1 gros ; — 9, pouls régulier 104, respiration 28, langue large, humide, légère douleur à l'épigastre, mais tolérance gastrique parfaite ; — 10, amélioration progressive des résultats de l'auscultation et de la percussion, pouls 100, tolérance intestinale ; — 11, pouls 92, respiration 24, une selle abondante ; — 12, expansion vésiculaire franche à gauche, un peu de râle muqueux à droite, sonoréité à peu près normale des deux côtés. Oxide blanc 4 scrupules ; — 15, suspension de l'antimoine, respiration normale ; — 28, pouls 80 ; — 25, guérison complète. (Guersent et Constant. *Gaz. méd.* 1833, p. 767.)

2°. INSUCCÈS.

Observation LII. — Bohineux Julien, 61 ans, broyeur de couleurs, affaibli par des excès et les inconvéniens de sa profession, entré à l'Hôtel-Dieu, le 14 avril 1835, salle Saint-Joseph. Depuis 3 ans, catarrhe pulmonaire, aucune pneumonie antérieure. — 12, toux plus vive, frisson général, expectoration difficile, fièvre, dyspnée, visage altéré, crachats spumeux de couleur acajou, insomnie, râle muqueux, sibilant du côté gauche, crépitant sur le côté droit, percussion à peu près normale, maladie caractérisée : pleuropneumonie droite, gastro-entérite.—17, 6 grains d'émétique en trois

doses dans une infusion d'oranger, 5 larges vomissemens
bilieux; le soir, pouls petit, état général plus mauvais.—
18, plus de râle crépitant, il est remplacé par une matité
complète; respiration faible à gauche, langue sèche, rouge, abdomen douloureux. Émétique 8 grains, 5 vomissemens, faiblesse extrême du pouls, vive sensibilité de
l'abdomen, langue sèche, fendillée, couverte d'un enduit fuligineux, progrès de tous les accidens. — 19,
mort.

Nécropsie, vingt-huit heures après la mort. Le poumon droit est partout adhérent, les côtes laissent une
empreinte sur sa face externe, hépatisation rouge des
deux lobes inférieurs, le doigt les pénètre facilement, en
fait suinter un liquide brunâtre, lobe supérieur engoué,
le poumon gauche est sain en avant, en arrière, premier
degré de pneumonie, œsophage d'un blanc mat, muqueuse gastrique d'un rouge vif, injectée, pointillée par
plaques et couverte d'un mucus épais, arborisation bleu-
âtre au grand cul-de-sac, deux petites ulcérations près
du pylore. Duodénum, intestin grêle, grande quantité
de mucus intestinal; muqueuse, rosée, légèrement
épaissie aux valvules, gros intestin à l'état normal.
(Grillot, *thèse*, *Paris*, 1828.)

Observation LIII. — Augustine Perrin, couturière,
30 ans, constitution nerveuse, faible, délicate, entrée
à l'Hôtel-Dieu, le 16 avril 1833, salle Saint-Paul, service
de MM. Récamier et Trousseau. Outre les symptômes
d'une anomalie nerveuse des muscles volontaires, dont
l'origine remonte à 1831, catarrhe bronchique, expectoration difficile, impossibilité de constater une pneu-

monie par l'auscultation et la percussion, règles supprimées depuis quelque temps, langue humide, point de
soif : 2 bains par affusion, à 20 degrés, musc 10 grains,
kermès 1 gros dans un looch.—18, apparition des règles,
matité à la partie postérieure et inférieure du côté
gauche, douleurs vives dans ce point, égophonie,
râle crépitant et sous-crépitant, maladie caractérisée :
pleuropneumonie gauche que l'on croit déterminée
ou pour le moins favorisée par les affusions froides;
pouls fréquent, peu développé, respiration légèrement
accélérée, agitation, délire. Julep avec extrait de quinquina et de valériane, éther sulfurique. — 19, douleur
pleurétique prononcée, bronchophonie, retentissement
de la voix, pouls petit, fréquent, 126 pulsations, 24
respirations, calme, peau sans chaleur fébrile. Kermès
1 gros et demi en 2 loochs, cataplasmes sinapisés aux
jambes, sommeil, amélioration au réveil, bronchophonie, râle muqueux à gauche en arrière, un peu de râle
crépitant, 106 pulsations, 21 respirations, sueurs :
kermès 2 gros, accès d'orthopnée pendant la nuit,
augmentation des accidens, crachats péripneumoniques au 3ᵉ degré, 2 vésicatoires aux jambes. — 22,
oppression, crachats purulens, pouls 107, 21 inspirations; les vésicatoires ont bien pris, tolérance gastro-
intestinale, disparition du point pleurétique, mais oppression alarmante, mort à cinq heures du soir.

Nécropsie, 24 heures après la mort. Poumon gauche
adhérent à la plèvre costale par des fausses membranes
gélatineuses; au sommet du poumon gauche, grande
quantité de tubercules disséminés passant au deuxième

degré, lobe inférieur siége d'une pneumonie au deuxième degré, mais qui revenait vers le premier ; bronches
remplies du pus signalé par l'expectoration, muqueuse
ramollie couleur lie de vin, muqueuse gastrique pâle sans
ramollissement, enduite de mucosités adhérentes, quelques piquetures disposées par plaques d'un demi-pouce ;
intestin grêle , plusieurs lombrics , muqueuse un peu
ramollie , cendrée ; gros intestin à l'état ordinaire.
(Patin, *thèse*, Paris, 1833.)

2° *Observations relatives aux rhumatismes.*

Nous suivrons dans l'exposition de ces faits la marche
adoptée pour les observations relatives à la pneumonie.

*Rhumatisme traité par le tartre stibié associé aux
émissions sanguines.*

1° SUCCÈS.

Observation LIV. — Un homme entre à l'hospice
clinique en juin 1823, douleur violente dans presque
toutes les articulations des membres thoraciques et pelviens, qui sont rouges, gonflées, chaudes, avec fluctuation manifeste dans celles des genoux, fièvre assez
forte, visage couvert de sueurs, offrant l'expression de
la fatigue et de la souffrance. Pendant quinze jours ces
accidens avaient été vainement combattus par les sangsues et les délayans ; 9 grains de tartre stibié, tolérance.
Le soir même, ce malade, que l'idée seule du mouvement faisait trembler, put marcher , et descendit se

promener dans le jardin, il en fut chassé par le froid ;
aussi le lendemain se trouva-t-il dans le même état
qu'à son entrée. Tartre stibié continué à la même dose
pendant huit jours. A cette époque guérison parfaite.
(Vyau Delagarde. *Bibliot. thérap.* t. 1, p. 276.)

Observation LV. — Homme, 50 ans, cordonnier,
forte constitution, apporté à l'Hôtel-Dieu le 22 février 1824, service de M. Husson; depuis quatre jours,
rhumatisme envahissant la plupart des grandes articulations au plus haut degré d'acuité, douleur dans le plus
léger mouvement, pouls fort, fréquent, face colorée,
langue blanche, humide; 6 saignées copieuses, et toutes
recouvertes d'une couenne épaisse, dans l'espace de
cinq jours, soulagement après chaque saignée ; —
sixième jour, pouls normal, articulation dégorgée. Le
malade quitte l'hôpital, mais il rentre après trois semaines, affecté d'un gonflement inflammatoire au poignet gauche, pouls fréquent, langue humide et large ;
émétique 6 grains, un vomissement, 4 selles ; —
deuxième jour, diminution du gonflement et de la fièvre; émétique 8 grains; tolérance gastrique, 4 selles ;
— troisième jour, progrès de l'amélioration, point de
fièvre, émétique 10 grains ; — quatrième jour, dégagement complet du poignet, liberté de ses mouvemens,
appétit; émétique 12 grains ; — cinquième, sixième et
septième jour, émétique de 16 à 20 grains. Tolérance
gastro-intestinale, guérison. — Le malade, observé pendant un mois, n'a présenté aucun fâcheux résultat que
l'on pût attribuer à cette médication. (Husson et Dance,
Arch. de méd. p. 451.)

Observation LVI. — Homme, 34 ans, maçon, habitant Paris depuis cinq mois, admis à l'hôpital le 8 octobre 1833, depuis quelques jours, vives douleurs dans les articulations des genoux et des poignets, avec frisson, céphalalgie. — 4. Invasion des articulations du coude dans ses divers points, rougeur, tuméfaction, peau chaude, sèche, urines rouges, 86 pulsations, constipation depuis dix jours; saignée de 16 onces, cataplasmes émolliens, 1 once de sulfate de soude. — 5. Même état, point de selles, nouveau purgatif. — 6. Douleur plus vive, invasion de l'épaule, insomnie; saignée de 16 onces, petit lait émétisé. — 7. Plusieurs selles, un peu de soulagement. — 12. Amélioration marquée. — 13. Douleur exaspérée au poignet gauche, de nouveau rouge et tuméfié; demi grain d'opium le soir. — 14. 30 sangsues à cette articulation. — 16. Soulagement local, invasion d'autres articulations; émétique 10 grains, avec 1 once de sirop diacode. — 17. 3 selles seulement, tolérance gastrique, mieux, quatre heures de sommeil; 12 grains d'émétique, cataplasmes. 19. — Le malade se croit guéri, seulement un peu d'engourdissement dans les membres; suspension de l'émétique. — 21. Quart de portion. — 23. Le malade regardé comme guéri, sort pour aller au jardin, s'y refroidit. — 29. Exposition à la pluie. — 30. Retour du rhumatisme dans les genoux; poudre de Dover, 12 grains, cataplasmes. — 31. Rechute complète, aucun mouvement possible; 8 grains d'émétique, 1 once de sirop diacode, tolérance, grand soulagement. — 2 novembre. 10 grains d'émétique, sirop idem. — 4. Rapide progrès de l'amélioration ; émétique d'abord à 8, ensuite à 6 grains. Convalescence. — 10. Guérison complète, sortie de l'hôpital. (*Bricheteau, Clinique médicale de l'hôpital Necker, Paris*, 1835, *p.* 66.)

M. Bricheteau cite encore un autre fait, dont les résultats sont également favorables.

Observation LVII. — Pierre L....., 32 ans, maçon, constitution forte, tempérament sanguin, rhumatisant depuis plusieurs années, froid par la pluie, 17 septembre, vêtemens mouillés toute la journée. — 18. Douleurs vagues, légères dans les deux genoux. — 19. Douleur plus vive, tuméfaction. — 21. Le malade est apporté à l'Hôtel-Dieu. — 22. Élancemens par intervalle, dans les articulations indiquées, fluctuation manifeste, réaction fébrile, pouls fort, fréquent, langue rouge, sèche, soif vive, pleurodynie. Saignée de 12 onces, bain, cataplasmes, etc. 23. Genou moins tuméfié, mains douloureux, invasion des articulations radio-carpiennes, 20 sangsues autour des poignets, cataplasmes. — 24. Tuméfaction des poignets, douleurs intenses, insomnie ; nouvelle saignée de 8 onces, bain. — 25. Douleur générale, invasion de presque toutes les articulations, pouls fort et fréquent, peau chaude, face colorée ; insomnie. Tartre stibié, 8 grains dans 4 onces d'infusion de tilleul. — 26. Amélioration générale sans crises, la tolérance gastro-intestinale étant parfaite, l'urine et les sueurs ne s'étant point augmentées. — 27. Douleur supportable, gonflement presque disparu, pouls calme, langue plus humide, peau plus souple, tolérance entière, plusieurs heures de sommeil. — 28, 29, 30. Continuation de l'émétique, progrès de l'amélioration, symptômes d'irritation gastrique. Suppression du tartre stibié, nausées, coliques, dévoiement. — 1ᵉʳ octobre. Sensibilité à l'abdomen, surtout à l'épigastre, le dévoiement se calme par degrés, pouls normal, sommeil bon. — 4. Alimens. — 12. Guérison parfaite, sortie de l'hôpital. (Breschet, *la Clinique*, *octobre* 1829.)

Observation LVIII.—Mᵐᵉ Leroy, 37 ans, constitution forte, n'ayant jamais eu d'enfans : il y a neuf ans rhumatisme général aigu traité par de fortes saignées et qui se prolongea pendant 4 mois. — 14 octobre 1829. Les règles s'étant supprimées la veille sans cause connue, douleurs abdominales, fièvre ; 20 sangsues à l'anus, etc. — 16 douleurs, tumeur considérable, fluctuation du genou droit ; 80 pulsations. Emétique 9 grains. — 17. 5 vomissemens bilieux, 4 selles, ensuite tolérance, diminution des douleurs articulaires, ventre sensible à la pression, langue humide, douleurs à l'omoplate droite. Emétique 12 grains. — 18. Quelques vomituritions, douleur du genou droit presque éteinte, invasion du gauche. — 19. Tolérance gastrique, amélioration, ensuite nausées, douleurs au pharynx, à l'estomac, genou droit indolent, gauche peu sensible, fluctuation, invasion des orteils du pied droit, un peu de moiteur pendant la nuit, peau fraîche. Emétique 20 grains.— 20. Les règles ont reparu le quatrième jour et coulent naturellement, sommeil, douleurs aux divers points du thorax, pouls 70, quelques vomissemens bilieux. — 21. Vomissement dans l'intervalle de chaque cuillerée, douleurs assez vives au pharynx; elles ont cessé dans les autres points. Cessation de l'émétique. 6 sangsues au cou. — 24. Sueurs chaque nuit, appétit, guérison sans récidive. (Téallier, *Loc. cit.*, p. 382.)

Observation. LIX. — M. Cattois, 34 ans, bien constitué. Il y a cinq ans, attaque de rhumatisme articulaire qui le retint au lit pendant trois mois; maladie reproduite l'année suivante, prolo ngée pendant un mois; dans les deux cas traitement antiphlogistique seul employé. — 17 juillet 1831. Douleurs très-vives dans l'articulation iléo-fémorale gauche. 12 sangsues; cessation de la douleur, qui se renouvelle avec plus de violence le lendemain au genou et au pied du même côté. — 19. invasion de l'autre pied; lumbago. — 20. Généralisation du rhumatisme, impossibilité d'effectuer aucun mouvement, insomnie, pouls 80, fluctuation dans le genou gauche. Saignée du bras. Sang couenneux. 8 grains de tartre stibié, la saignée n'ayant pas soulagé. — 21. 4 vomissemens, 3 selles une heure après l'ingestion du remède; puis tolérance gastrique, sommeil, aucune douleur dans les articulations, gonflement, hydarthrose du genou dissipée; mais épigastralgie. Douleur aux amygdales, quelques éblouissemens, pouls 72. Émétique, 10 grains. — 22. Le malade a pris sept doses dans la soirée et la nuit, le matin il a cessé le remède parce qu'il avait été fatigué par deux vomissemens, et surtout à cause de l'extrême difficulté qu'il éprouvait pour avaler. En effet, ptyalisme, douleur pharyngienne au plus haut degré. 12 sangsues au cou.

Cessation des accidens, signes d'embarras gastrique qui cèdent aux délayans. — A la fin de juillet parfaite guérison. (*Id.*)

M. Téallier rapporte encore trois observations analogues tendant à prouver l'efficacité de cette médication.

2° INSUCCÈS.

Observation LX. — Homme, 25 ans; tempérament sanguin; maçon, entré à l'Hôtel-Dieu le 8 septembre 1824. Depuis le commencement de mars, rhumatisme articulaire tellement général, que ce malade ne peut mouvoir aucun de ses membres. Engorgement; douleur des grandes articulations; face rouge; pouls plein, fréquent; langue humide; épigastre sensible à la pression. Jusqu'au 20, dix saignées abondantes; couenneuses. Trois fortes applications de sangsues autour des articulations. Pouls moins dur, mais toujours fréquent; soulagement passager. — 1er décembre. Douleur très-forte. Émétique pendant trois jours, six grains chaque jour. Tolérance gastrique; dévoiement considérable, soif, brisement général. Émétique, huit grains; puis, dix le troisième jour. Saturation, répugnance, vomissement; aucun soulagement; les accidens continuent pendant un mois, et se terminent par le fait du temps. (Husson et Dance, *Arch. génér.*, t. 19, p. 581.)

Observation LXI. — Femme, 36 ans. Depuis quatre jours, douleurs aiguës dans les genoux, gonflement, fièvre. — 7 février 1824, entrée à l'Hôpital. Saignée. Transport du rhumatisme sur les poignets, engorgement considérable. Quatre-vingts sangsues en deux fois sur chacune de ces articulations. — Quatorzième jour de la maladie, après un soulagement momentané, augmentation de la douleur et du gonflement. Six grains d'émétique. Nausées continuelles, violentes secousses de vomissement, dévoiement. — Quinzième jour, aucun changement; fièvre très-forte. Emétique, huit grains. Tolérance gastrique, deux selles. — Seizième jour, sueurs abondantes, articulations moins douloureuses. Emétique, dix grains. — Jusqu'au vingt-unième jour, sans aucun soulagement. — Vingt-deuxième jour, suspension du traitement. Propagation des douleurs au coude, aux épaules; immobilité complète. — Vingt-troisième jour, émétique, six grains. Vomissemens abondans, persistance du rhumatisme. Traitement abandonné. — 28 mars. La malade s'est rétablie par les seules ressources de la nature. (*Id.*)

Observation LXII. — Femme de 25 ans, cuisinière, constitution forte, peau colorée, entrée à l'Hôtel-Dieu le 10 novembre 1824. Depuis quelques jours, douleurs vives dans les genoux et les poignets, avec gonflement, raideur, mouvemens très-pénibles, fièvre. Quatre saignées. Faible soulagement. — 25. Douleur vive à l'hypogastre, dans l'épaisseur des muscles droits; dysurie pendant vingt-quatre heures. — 30. Augmentation des souffrances pendant la nuit, sans tuméfaction ni chaleur des articulations; pouls peu fréquent. — Émétique, six grains. Vomissemens après chaque prise, une selle. — 24. Souffrance un peu moindre. Emétique, huit grains. — 25 , 26, 27. Doses portées à dix, douze et dix-huit grains. Chaque jour, vomissemens ; huit ou dix selles. Les douleurs s'exaspèrent de plus en plus. Traitement abandonné. Amélioration naturelle seulement vers la fin du mois suivant. (*Id.*)

Observation LXIII. — Femme, 32 ans, reçue à l'Hôtel-Dieu le 7 août 1827, au cinquième jour d'un rhumatisme aigu fixé sur les articulations tibio-tarsiennes et radio-carpiennes droites. Pouls fréquent, dur. Deux saignées, vingt sangsues à l'articulation tibio-tarsienne gauche la plus douloureuse, dégorgement complet de cette partie, douleur plus vive dans les deux autres. — 17. Emétique, six grains. Vomissemens abondans ; plus tard, évacuations alvines, soif ardente. — 18. Aucun soulagement. Emétique, huit grains. Vomissemens et selles nombreuses, appétit vif. Alimens. — 19. Un peu moins de gonflement articulaire, langue humide et pâle. Emétique, douze grains. Vomissemens, quinze selles. Alimens solides, sans incommodité. — 20. Insomnie, douleur violente dans l'articulation du poignet droit où le rhumatisme paraît se concentrer. Emétique, dix-huit grains. Vomissemens violens qui forcent à suspendre. — 21. Emétique, demi-once sirop diacode. Vomissemens, selles nombreuses. Cessation du traitement. Une centaine de sangsues, appliquées autour du poignet, produisent un grand soulagement. Le temps, l'usage des bains amènent lentement la guérison. Du reste, aucun accident. (*Id.*).

Observation LXIV. — Fille âgée de vingt-trois ans, depuis quatre jours douleurs aiguës dans les principales articulations, entrée à l'Hôtel-Dieu le 7 février 1824, saignée déjà pratiquée en ville, nouvelle émission sanguine. — 8, point de soulagement, pouls dur, fréquent. — Troisième saignée, transport de rhumatisme des membres pelviens sur le poignet droit, quarante sangsues. Faible soulagement. — 16, engorgement considérable de cette articulation, douleur profonde sans tuméfaction au coude, à l'épaule de ce côté, raideur des membres pelviens, pouls d'une fréquence modérée, langue pâle, humide, ventre souple, indolent. Émétique 6 grains. Tolérance gastrique, superpurgation.—17, amélioration. Huit selles, coliques vives. — 18, progrès avantageux, émétique 8 grains, cinq évacuations alvines. — 19, douleur seulement au poignet droit, fièvre diminuée : émétique 10 grains, vomissemens violens, chaleur intérieure, plusieurs selles. — 20, mêmes accidens, cessation de l'émétique. — 21, reprise des genoux, humidité de la langue, indolence du ventre : émétique 6 grains, tolérance gastrique, quatre selles. — 22, amélioration du poignet droit, genou très-douloureux : émétique 8 grains, treize selles, coliques violentes. — 23, aucun soulagement, vomissemens, superpurgation, répugnance, cessation du traitement. — 24, augmentation des douleurs, gonflement considérable du poignet droit : 10 grains d'émétique, vomissemens, face triste, abattue, peau chaude, langue sèche, âpre, rouge aux bords. Cessation définitive du traitement. — 25, mou-

vement fébrile, douleur épigastrique, soif : douze
sangsues à l'épigastre. — 26, langue humide, épigastre
moins douloureux, transport du rhumatisme sur les
épaules, les coudes, les poignets : saignée de 8 onces,
soulagement marqué, dévoiement. — Pendant tout le
mois de mars, coliques par intervalles : plusieurs applications de sangsues à l'anus, à l'épigastre. — 10
avril, sortie de l'hôpital dans un état encore douteux
de guérison. (*Idem.*)

Observation. LXV. — Fille de 16 ans, blanchis-
seuse, prise, dans le courant de janvier 1825, d'un
rhumatisme articulaire aigu contre lequel deux
saignées furent inutilement pratiquées; entrée à l'Hôtel-Dieu au dix-neuvième jour de cette maladie, immobilité du membre supérieur droit dont les principales articulations sont engorgées, douleurs sans gonflement autour des genoux, pouls fréquent et résistant;
langue, large, molle, humide. Émétique 6 grains;
vomissemens abondans, cinq selles copieuses.—Vingtième jour de la maladie, amélioration évidente, diminution des douleurs, fièvre modérée, émétique 10
grains, vomissemens, cinq selles.—Vingt-unième jour
mouvement plus facile, émétique 16 grains, vomituritions, quatre selles. — Vingt-deuxième, vingt-troisième, vingt-quatrième jour, guérison apparente,
liberté des articulations, mais fréquence du pouls,
émétique, 24 grains. — Vingt-cinquième jour, émétique 56 grains. — Vingt-sixième, idem. Nausées, vomissemens abondans, point de selles, saturation, répugnance invincible, suspension de l'émétique. —

Vingt-septième, vingt-huitième, vingt-neuvième aucun trouble digestif. — Trentième jour, douleurs aiguës dans l'épaule gauche. — Trente-troisième jour, extension aux poignets, aux genoux, pouls fréquent, reprise de l'émétique, d'abord 6 grains, ensuite 12, 18 et 30 grains pendant quatre jours ; évacuations nombreuses, persistance du rhumatisme, les douleurs ne cessent entièrement qu'après un mois ; du reste aucun accident vers le canal intestinal. (Idem.)

Rhumatisme traité par le tartre stibié à haute dose, sans évacuation sanguine.

1° SUCCÈS.

Observation LXVI. — Leroy, douze ans, constitution médiocrement forte, nerveux, irritable, adonné à la masturbation, père et aïeul paternels rhumatisans, apprenti argenteur, travaillant dans un atelier vaste et constamment chauffé, couchant dans une soupente humide, fréquemment exposé dans ses courses en ville au froid, à l'humidité ; depuis huit jours, frissons irréguliers, malaise, inappétence. — 9 octobre, dans la nuit, douleur intolérable de l'articulation tibio-tarsienne gauche, fièvre, impossibilité de marcher. — 10, pied, genou droits gonflés, rouges, douloureux. — 11, transport à l'hôpital, face pâle, céphalalgie, douleur lombaire, immobilité, peau chaude, sèche, pouls plein, dur, 112 pulsations, langue large, humide, ventre souple, indolent, constipation ; lavement purgatif, bains-chauds, cataplasmes émolliens, taffetas gommé; soulagement dans le bain. Dans la nuit, nouveaux accidens. — 13, face profondément altérée, respiration courte, anxieuse, cris aigus, douleurs déchirantes à la partie inférieure du thorax, à l'épigastre : il semble qu'on lui arrache l'estomac; la rougeur des pieds a disparu : 15 grains d'ipécacuanha 1 grain d'émétique ; 5 vomissemens, autant de selles, amélioration ; retour des douleurs pendant la nuit, insomnie. — 14, douleur déchirante à la région précordiale, face violacée, pouls petit, 78, respiration, 48 battemens du cœur faibles, tumultueux, douleurs aux parties génitales, muscles de l'abdomen tendus, articulation du poignet droit rouge, tuméfiée douloureuse : 4 grains d'émétique avec 1 once de sirop diacode. — 15, un vomissement, 7 selles, transpiration abondante ; soif vive, abdomen douloureux dans ses muscles; douleurs dans les orbites, sommeil, peau moite ; pouls, 90; respiration, 36 ; vers midi, brusque changement dans la température et l'état hygrométrique de l'air, réveil des douleurs.— 16, dyspnée, 46 inspirations, pouls, 100 pulsations ; tolérance gastrique, 5 selles. —17, un vomissement, 2 évacuations, transpiration abondante : émétique, 6 grains. — 18, tolérance complète, disparition de la douleur et du gonflement. — 19, 4 vomissemens verdâtres, nausées continuelles, pouls 78, respiration 28. — 21, convalescence régulière, cessation de l'émétique, guérison parfaite (Baudeloque et Constant. *Gaz. méd.* 1834, p. 102).

Observation LXVII. Fille de vingt-trois ans, forte, sanguine, depuis deux ou trois jours, douleurs vives dans l'un des pieds, rougeur, gonflement, impotence de l'articulation ; dans l'espace de quarante-huit heures, invasion de plusieurs articles, gonflement des deux articulations tibio-tarsiennes, douleur extrême des genoux, gonflement, rougeur, invasion des coudes, fièvre intense, peau très chaude, face animée, langue humide, épanouie, d'un rouge vif, sensibilité à l'épigastre, constipation : émétique, 8 grains, plusieurs vomissemens, quelques selles, soulagement dans la soirée, sommeil, douleur presque nulle, disparition du gonflement, de l'épigastralgie, de la fièvre ; langue naturelle, appétit : demi-portion ; émétique, 8 grains, tolérance gastrique, 2 selles. L'amélioration fit des progrès tels que le lendemain matin la malade était véritablement guérie. Continuation de l'émétique encore pendant deux jours, sortie de l'hôpital au cinquième jour de la médication sans aucune douleur. (Vyau-de-Lagarde. *Biblioth. thérap.*, t. 1. p. 277.)

M. Vyau de Lagarde cite encore deux observations qui prouvent l'efficacité de cette méthode pour certains cas de rhumatisme.

Observation LXVIII. — Une femme de chambre, âgée de 33 ans, forte constitution, tempérament sanguin, est prise, le 7 septembre 1833, de malaise général : frisson, anorexie, céphalalgie, lassitude dans les membres pelviens. — 8. Vives douleurs dans les articulations des genoux, rougeur, tuméfaction ; arti-

culations des pieds, des membres thoraciques, successivement envahies. — 13. Transport à l'hôpital Necker.
— 14. Mauvaise nuit, insomnie, face injectée, quatre-vingts pulsations, douleur vive au moindre mouvement, bouche pâteuse. Huit grains de tartre stibié,
avec demi-once de sirop diacode. — 15. Vomissemens,
trois selles, peu d'amélioration. Dix grains d'émétique,
une once de sirop diacode. — 16. Tolérance complète,
amélioration croissante, pouls moins fréquent, mouvemens plus libres. Douze grains d'émétique. —
17. Bonne nuit, douleur considérablement diminuée,
diaphorèse abondante. — 18. Quelques nausées: La
malade se croit guérie, ne veut plus prendre sa potion; elle peut se lever, faire son lit. Continuation de
l'émétique; potage. — 19. Plusieurs vomissemens et
quelques selles étant survenues, on cesse l'émétique.
Guérison. Sortie de l'hôpital vers la fin du mois.
(Brichetau, *Clinique médicale de l'hôpital Necker*,
p. 69.)

Observation LXIX. — Une jeune actrice fut at-
teinte d'un rhumatisme aigu qui était passé à l'état
chronique; un genou seul affecté, articulation tuméfiée, parties environnantes engorgées comme dans une
tumeur blanche commençante; les douleurs les plus
vives s'y faisaient ressentir. Tous les moyens avaient
échoué; la malade ne pouvait exercer sa profession, et
tout faisait craindre qu'elle ne pût jamais s'y livrer.
M. Ribes prescrivit : émétique, 6 grains dans quatre
onces de véhicule, par cuillerée à café, pendant la
journée. Point de changement dans le régime. Les

douleurs cessèrent dès les premières doses ; la tuméfaction diminua ensuite graduellement. Interruption de l'émétique à plusieurs reprises ; toutes les fois que l'on recommençait à l'administrer, les premières doses excitaient quelques vomissemens ; les suivantes étaient supportées avec facilité. Environ deux mois de ce traitement guérirent complètement cette jeune personne, qui a pu, depuis, reprendre sa profession. (Delourmel de la Picardière, *Thèses* ; Paris, 1827, n° 40.)

Observation LXX. —Homme de 18 ans, marchand de vin, fortement constitué. Refroidissement, douleurs dans la plupart des grandes articulations. Entré à l'hôpital le 24 février 1824. — Quatrième jour de la maladie ; engorgement assez marqué ; douleurs aiguës augmentant par le mouvement et la pression dans l'épaule, le coude, le poignet du membre thoracique gauche ; douleurs moins vives dans les hanches et le rachis, chaleur ; pouls à l'état normal ; langue humide, large. Emétique, six grains. Vomissemens répétés ; une selle liquide, abondante ; mieux vers le soir. — 25. Douleurs moindres, mouvement plus facile. Emétique, huit grains. Tolérance gastrique, six selles. — 26. Transport du rhumatisme sur les genoux, cessation de la fièvre, langue humide, appétit. Emétique, douze grains. Deux selles liquides. — 27. Etat très-satisfaisant, aucune douleur. Emétique, 16 grains. Nausées, vomissemens. — 28. Guérison. Douze grains d'émétique pendant deux jours encore. Aucun accident, aucune récidive. (Husson et Dance, *Arch. génér.*, t. 19, p. 486.)

Observation LXXI. — Homme de vingt-huit ans, peintre en bâtimens, pâle, constitution délicate; entré à l'Hôtel-Dieu le 18 octobre 1827, dixième jour d'un rhumatisme articulaire aigu, qui avait parcouru la plupart des grandes articulations; poignet gonflé, chaud, douloureux par le mouvement et la pression; doigts gros, arrondis, raides et demi-fléchis; irradiation douloureuse vers les coudes, les épaules, peau chaude, humide, pouls légèrement fréquent, dur, plein, langue humectée, couverte d'un enduit jaunâtre; 4 grains d'émétique, vomissemens; 6 selles, fatigue, vacuité abdominale, dégorgement des poignets vers le soir, mouvemens des doigts faciles, peau plus chaude; pouls, 90, 4 selles pendant la nuit. — 19, retour des douleurs au poignet dont le gonflement s'est accru, langue sale, humide; émétique, 6 grains; sirop. diacode, 1 once; tolérance gastrique, borborygmes fatigans, 3 selles.— 20, poignet droit seul douloureux, langue humide, pouls calme, appétit; émétique, 8 grains, tolérance gastro-intestinale. — 21, 22, 23, même prescription, tolérance parfaite, dégorgement complet du poignet droit, aucune douleur dans les autres articulations. Le malade sort de l'hôpital, point de récidive, seulement, un mois après, un peu de raideur dans les membres. (*Idem.*)

MM. Husson et Dance fournissent encore deux autres observations tendant à faire admettre les mêmes conclusions sur l'efficacité de ce moyen.

2° INSUCCÈS.

Observation LXXII. — Jeune homme robuste, entré à l'Hôtel-Dieu le 3 mars 1825, genou tuméfié très-douloureux ; émétique, 6 grains ; tolérance gastrique, 4 selles, soulagement. — 5, émétique, 10 grains ; les douleurs reviennent avec une intensité nouvelle, selles qui n'ont d'autre résultat que la fatigue, augmentation du gonflement articulaire ; applications émollientes qui produisent un changement favorable. — 6, vomissemens, pas de selles ; émétique, 12 grains. Les jours suivans, la dose est progressivement portée jusqu'à 30 grains ; le malade refuse ensuite complètement ce remède. (Vacquié, *Mem. de la soc. med. d'em.*, t. 9, p. 333.)

Observation LXXIII. — Jeune homme, vingt-cinq ans, forte constitution, apporté à l'Hôtel-Dieu le 22 février 1824, depuis quinze jours, rhumatisme articulaire aigu, s'étant emparé de la plupart des articulations, vives douleurs au moindre contact, genou distendu, fluctuant, irradiation des douleurs aux pieds, pouls plein, dur, sans beaucoup de fréquence, langue blanche, humide ; émétique, 6 grains, vomissemens répétés, 4 selles abondantes. — 23, diminution du gonflement, pouls moins dur, appétit ; émétique, 10 grains, vomituritions, 2 selles. — 24, dégorgement complet des genoux, indolence partout ; émétique, 16 grains, tolérance gastrique, 2 selles. — 25, le malade paraît guéri, seulement, plénitude notable dans le

-pouls ; émétique, 24 grains, vomissemens, 4 selles. — 26, état satisfaisant ; émétique, 16 grains, pouls toujours plein ; quelques jours après, suspension de l'émétique. — 2 mars, retour des douleurs dans les genoux, engorgement considérable. — 5, répartition des douleurs dans les autres articulations ; émétique, 6 grains et successivement 10, 16, 22, 30 grains. Quelques vomissemens les deux premiers jours ; selles, puis tolérance gastro-intestinale , augmentation de l'engorgement des genoux, exaspération des douleurs, nécessité de garder le lit pendant six semaines ; du reste, aucun symptôme d'irritation gastro-intestinale. (Husson et Dance, *Arch. génér.*, t. 19, p. 493.)

Observation LXXIV. — Femme, quarante-six ans, ouvrière, forte, sanguine, depuis neuf jours rhumatisme articulaire ayant envahi successivement un grand nombre d'articulations, entrée à l'Hôtel-Dieu le 9 mars 1824 ; articulations des genoux engorgées, chaudes, douloureuses au moindre mouvement, gonflement analogue au coude, au poignet gauche, peau chaude, halitueuse, pouls fréquent, dur, langue humide : émétique, six grains, nausées, vomissemens ; le soir, détente dans toutes les articulations, sommeil de courte durée, 3 nouvelles selles. — 10, progrès de l'amélioration ; émétique, 8 grains, vomituritions, 2 selles, saturation, répugnance. — 11, retour des douleurs ; émétique, 12 grains, 2 selles, tolérance gastrique, seulement, plénitude incommode à l'épigastre. — 12, récrudescence du rhumatisme dans toutes les articulations, dégoût, nausées continuelles, vomituritions, 2 selles. — 13, 14, 16 puis 12 grains d'émétique, vomissemens, coliques violentes; suspension du traitement; les jours suivans, déplacement des douleurs d'une articulation sur l'autre, amélioration seulement vers le mois d'avril par les progrès du temps ; du reste, aucun signe d'irritation gastro-intestinale. (*Id.*)

Observation LXXV. — Jeune homme, vingt-quatre ans, fortement constitué, attaques d'arthritis antérieures le retenant ordinairement au lit pendant quinze jours et se terminant spontanément, invasion de la maladie après un voyage, l'air étant humide et froid, douleurs aiguës dans toutes les jointures, surtout aux genoux, tension, gonflement, épanchement synovial abondant, insomnie, pouls plein, fréquent, dur, langue blanche, humide. — 22 mars 1824, cinquième jour de l'invasion, émétique, 6 grains, 6 selles copieuses, tolérance gastrique, soulagement vers le soir. — 23, fièvre moindre, articulations reprises ; émétique, 8 grains, 6 selles. — 24, redoublement de la fièvre, point de soulagement, 1 selle. — 25, concentration des douleurs sur les membres pelviens, tolérance gastro-intestinale. — 26, 27, 28, émétique porté à 16 grains chaque jour, selles pénibles, cessation de l'émétique; les jours suivans, point d'amélioration, 2 saignées, grand soulagement, toutefois les douleurs se sont prolongées pendant un mois encore, voyageant d'une articulation à l'autre, point d'accidens consécutifs à l'emploi de l'émétique. (*Id.*)

Obs. LXXVI. — Homme de 24 ans, stature élevée, forte constitution, voiturier, après une longue route par un temps froid, humide, engourdissement dans les membres. — 19 mars 1824, troisième jour de la maladie, articulation des membres pelviens immobile et douloureuse par la pression; fluctuation et gonflement considérable aux genoux, pouls fréquent, dur, peau chaude, langue humide. Emétique, 6 grains. Vomituritions, 2 selles abondantes, soulagement vers le soir. — 20, métastase des douleurs qui se portent violemment sur le coude et le poignet droits. Emétique 8 grains. Tolérance gastro-intestinale. — 21. Exaspération des symptômes, toutes les articulations douloureuses. Emétique 10 grains. 1 selle liquide. — 22, Sueurs, pouls moins fréquent. Emétique 12 grains. — 23, émétique 16 grains. — 24, 25, 26, 27, 28, émétique, 20 grains chaque jour. Tolérance gastro-intestinale. Aucune amélioration; le pouls conserve la même fréquence. D'après ce défaut de succès du tartre stibié, quatre saignées copieuses. A mesure que le sang coule, on voit pour ainsi dire la fièvre diminuer, les articulations se dégorger en reprenant la liberté de leurs mouvemens. Toutefois la convalescence ne fut complète que vers le 20 avril. Aucun accident consécutif du côté des voies digestives. (*Id.*)

Observation LXXVII. Homme de 60 ans, cocher, sujet depuis long-temps à des douleurs rhumatismales vagues, est pris, vers le commencement de mars 1825, de douleurs plus fortes qui parcourent le plus grand nombre des articulations. Admission à l'Hôtel-Dieu le 8 de ce mois. Douleurs fortes placées dans l'épaule et le poignet droits, mouvement pénible, tuméfaction, pouls plein sans fréquence notable, langue naturelle. Emétique 6 grains. Vomissemens abondans, 3 selles.— 9. Douleur moindre. Emétique 10 grains. Tolérance gastro-intestinale. — 10. Aucun changement. Emétique, 16 grains. 2 selles, vomissemens avec effort violent. — 11, 12, 13, émétique, 24, 30, 36 grains par jour sans la moindre amélioration; dégoût pour le médicament. Cessation de l'émétique. Soulagement lent et gradué par les seuls effets du temps. (*Id.*)

Observation LXXVIII.— Homme de 40 ans, maçon, éprouvant depuis 15 jours des douleurs mobiles dans les articulations : reçu à l'Hôtel-Dieu le 19 mars 1824. Genou, articulations tibio-tarsiennes, poignets légèrement engorgés, douloureux au mouvement, à la pression, pouls dur, sans fréquence, langue molle, humide. Emétique 6 grains. Selles nombreuses, tolérance gastrique. — 20. Aucun changement notable. Emétique 10 grains. 3 vomissemens, 13 selles liquides. — 21, 22, 23, 24, émétique porté graduellement à 16, 24, 30, 40 grains chaque jour. Nombreuses déjections jaunâtres sans le moindre soulagement; dégoût insurmontable pour l'émétique. Suspension. Le malade n'est débarrassé de ses douleurs qu'un mois après. Aucun accident gastro-intestinal. (*Id.*)

D'après les raisons que nous avons émises relativement à la pneumonie, dans cette série d'observations, nous en rapporterons deux : l'une avec emploi des émissions sanguines et de l'oxide blanc d'antimoine; l'autre, avec emploi de ce médicament seul, dans le traitement du rhumatisme.

Observation LXXIX.—Femme de 34 ans, ouvrière en cheveux, admise à la Pitié le 11 novembre, clinique de M. Andral : céphalalgie, étourdissemens, douleur et gonflement des articulations des genoux et des pieds, du poignet droit, sans rougeur ni tuméfaction. Langue humide, un peu rouge sur les bords, épigastre indolent, battemens du cœur forts, éclatans, pouls 99 ; saignée dans la matinée, caillot peu abondant recouvert d'une couenne épaisse.—12, persistance des symptômes, douleur des jambes intolérables : oxide blanc d'antimoine, 15 grains dans une potion gommeuse, à prendre par cuillerées toutes les deux heures. — 13, tolérance gastro-intestinale parfaite, langue humide, pouls 75, même état des articulations. Oxide blanc, 20 grains. — 14, oxide blanc, 20 grains dans une potion, 10 grains dans un demi-looch. — 15, liberté du mouvement dans les membres pelviens, douleur à peine sensible.— 17, la souffrance des genoux paraît exaspérée. — 19, tout rentre dans l'ordre. La malade se lève et prend des alimens. — 21, elle quitte l'hôpital entièrement guérie. (Andral et Constant, *Gazet. méd.* 1832, p. 832.)

Observation LXXX. — Jeune homme de quatorze ans, bijoutier, tempérament lymphatique, d'une bonne santé. 6 mars, sans cause appréciable, douleur vive de l'articulation tibio-tarsienne gauche. — 7, rougeur, gonflement. — 8, mêmes symptômes au genou droit, fièvre intense, anorexie.—10, entrée à l'hôpital. — 11, cinquième jour de la maladie, décubitus dorsal, prosopose souffrante, peau chaude, halitueuse, pouls cent-vingt. Tuméfaction indolente au pied gauche, gonflement, douleur vive aux deux genoux, s'exaspérant par la pression et le plus léger mouvement, langue naturelle, soif ardente. 2 gros d'oxide blanc d'antimoine dans un looch, frictions avec le baume tranquille.— 12, insomnie, douleur vive surtout à l'épaule gauche, au poignet, à la main droite avec tuméfaction et rougeur, douleur épigastrique à la pression, soif vive, tolérance gastrique, trois selles; pouls cent-quatre, peau moite. — 13, douleur à l'épaule droite, épigastralgie dissipée, douleurs aux lombes, pouls quatre-vingt-seize, douleurs du poignet et de la main droite dissipées, mouvemens libres, souffrance et gonflement de toutes les articulations du bras gauche et des muscles latéraux du cou. Quelques nausées, répugnance pour le médicament, diarrhée, oxide blanc dans une potion gommeuse au lieu du looch.—15, langue large, humide, soif peu vive, appétit, ventre souple, indolent, une selle dans vingt-quatre heures, douleur de toutes les articulations du membre supérieur gauche, celles des autres parties sont libres, pouls quatre-vingt-douze.— 16, 17, pouls cent-huit, région inguinale, pied gauche, très-douloureux, langue rouge sur les bords, villeuse à la surface, tendant au dessèchement, gène de la déglutition sans rougeur des amygdales et du pharynx, anxiété, plaintes continuelles. — 18, mouvemens de la tête et du tronc douloureux surtout aux lombes, muscles tendus, sensibles à la pression, pouls cent-vingt, les muscles volontaires sont alors plus affectés que les articulations, suspension de l'oxide blanc

que le malade ne prend qu'avec une extrême répugnance et qui d'ailleurs n'a amené aucun changement
notable, on insiste sur les bains tièdes. — 19, persistance de la douleur des lombes et du cou, engorgement œdémateux des articulations affectées, qui ne gène
pas l'exercice des mouvemens, appétit, le quart. Diminution des douleurs les jours suivans. — 23, aucune
douleur, tous les mouvemens libres, chaleur naturelle, pouls normal. — 25, quelques douleurs dans
les épaules attribuées aux changemens hygrométriques. — 26, disparition de cette faible récidive. — 10
avril, sortie du malade qui n'a pas éprouvé le plus léger retour de ces douleurs, nonobstant les vicissitudes
atmosphériques de cette époque (Baudelocque et Constant, *Gaz. méd.* 1834, pag. 313.)

TROISIÈME PARTIE.

—

INDUCTIONS THÉRAPEUTIQUES.

Nous arrivons actuellement à la solution du problème
important qu'il s'agit de résoudre en déterminant : *quels
sont les résultats de l'emploi du tartre stibié à haute
dose dans le traitement de la pneumonie et du rhumatisme.*

Ce n'est point par des raisonnemens spécieux, par des théories plus ou moins séduisantes, que nous chercherons à décider cette grande question : c'est par le résumé des opinions les plus recommandables dans la science et dont notre première division renferme le tableau ; c'est par la masse imposante et compacte des faits nombreux dont l'ensemble constitue la seconde partie de ce travail, que nous espérons fixer l'attention des praticiens, poser les bornes convenables du domaine de la médication antimoniale à dose élevée, préciser autant qu'il nous est possible de le faire dans l'état actuel de la science, la nature des résultats que l'on peut attendre de cette médication encore assez généralement inappréciée dans ses véritables caractères.

Trois points capitaux doivent particulièrement fixer notre attention : 1° les effets du tartre stibié à haute dose, sur l'organisme vivant, 2° les influences de ce médicament dans les maladies en général, 3° les résultats de son emploi au traitement du rhumatisme et de la pneumonie.

1° Effets de l'emploi du tartre stibié à haute dose sur
l'organisme vivant.

Les préparations antimoniales en général, et le tartre stibié en particulier, déterminent sur l'organisme vivant des effets locaux et généraux dont il est impossible de contester la réalité, souvent même l'énergie.

Parmi ces effets les uns sont universellement admis, les autres sont encore l'objet de contestations auxquelles

on ne peut mettre un terme que par l'expérience et
l'observation.

En général, ces mêmes effets, du moins les plus
violens, ont paru, toutes choses égales, dans une proportion assez rigoureuse avec la solubilité de la préparation employée. Pour bien apprécier toutes ces modifications organiques et fonctionnelles, il est indispensable d'examiner d'abord par quelles voies d'importation on peut assurer davantage l'action médicamenteuse ou toxique de cette substance.

Il semblerait, au premier aspect et sans expérimentation, que l'ingestion gastro-intestinale offrirait le
plus de chances favorables au développement des nombreux phénomènes que peut déterminer le tartre stibié sur l'économie vivante ; le résultat fourni par les
faits ne répond point à ces prévisions. Des expériences
de Lieberkühn, de Loesecke, répétées par Fontana, par
M. Magendie, sur les animaux, démontrent que l'importation directe, par les veines, produit le vomissement, et, d'après ce dernier physiologiste, l'intoxication la plus prompte et la plus assurée ; que le dépôt
de la substance sur toutes les membranes, la plèvre
exceptée, dans tous les tissus, dans le parenchyme de
tous les organes, entraîne à peu près les mêmes effets,
seulement d'une manière moins rapide et moins certaine ; enfin, que l'ingestion gastro-intestinale devient
la voie la moins fidèle, celle par laquelle on peut introduire une plus grande proportion du médicament
avec une sorte d'innocuité, ce que l'auteur attribue
surtout au rejet par le vomissement ou les selles de la

plus grande portion, sinon de la totalité du médicament ingéré. Des expériences l'ont conduit à cette opinion, puisqu'il s'est assuré que des chiens périssaient après avoir avalé quatre grains d'émétique, la ligature de l'œsophage étant immédiatement effectuée; tandis qu'ils en supportaient, sans accidens graves, des doses très-fortes, lorsqu'on leur permettait de se livrer aux efforts du vomissement; c'est même à la conservation dans l'estomac, où bien à la répulsion gastrique de la substance ingérée, qu'il attribue la différence que l'on observe, et chez les animaux, et chez l'homme, entre les effets médicamenteux ou toxiques pris par deux sujets dans les mêmes conditions. Cette explication est peut-être un peu trop exclusive. Il nous paraît impossible de ne pas reconnaître, chez les différens sujets, des susceptibilités particulières tenant à l'âge, au sexe, aux idiosyncrasies, aux divers états pathologiques, etc., qui modifient sensiblement l'action du tartre stibié comme celle de tous les médicamens et de tous les poisons; ainsi, les animaux plus jeunes éprouvent plus d'accidens par les mêmes doses. M. Magendie le reconnaît lui-même. Les femmes, les sujets nerveux, surtout naturellement remarquables par une grande irritabilité gastrique, sont plus fortement et plus profondément influencés. Nous avons vu à la Salpétrière, dans le service de Pinel, une femme de 25 ans éprouver des vomissemens violens et tous les symptômes d'une intoxication, pour avoir pris un quart de grain d'émétique, médicament qu'elle n'avait jamais pu supporter dans aucune occasion. Nous trouvons, d'un autre côté, des individus, et notamment ceux qui font le sujet des *Observations* XXIV, XXV, XXX, chez lesquels il est impossible de provoquer le vomissement par six, dix, et même vingt grains de tartre stibié. L'explication de ces faits incontestables ne se trouve pas toujours dans les circonstances que nous venons de signaler, de telle sorte qu'il est impossible de ne pas admettre, même à l'état physiologique, une *tolérance* ou bien une *intolérance naturelle* que l'on peut, en quelque sorte, opposer à l'*intolérance*, à la *tolérance maladive*, sujet important qui bientôt fixera notre attention.

Sous le rapport de l'application thérapeutique, le tartre stibié nous offre surtout deux voies principales d'importation, ce qui pourrait, à la rigueur, constituer deux méthodes : 1° l'application à la peau, 2° l'ingestion dans la cavité gastro-intestinale.

1°. APPLICATION A LA PEAU.

Elle peut être effectuée sur la peau saine : *épidermie;* sur la peau dépouillée de son épiderme : *endermie.* Ce second mode offre en général des résultats beaucoup plus marqués que le premier. Dès l'année 1787 W. Blizard employait comme topique l'eau émétisée à titre d'excitant local : émétique, 1 scrupule ; eau, 1 once. Goodwin animait la même solution avec un peu d'eau-de-vie camphrée pour solliciter une éruption cutanée. M. Fontaneilles a conseillé la solution aqueuse beaucoup plus faible, 1 gros par livre de véhicule, comme fomentation antiphlogistique. Les applications de cette nature à dose assez forte ont quelquefois produit le vomissement. Th. Bradley et G. Gastskel en 1795 utilisèrent l'emplâtre et la pommade émétique à la manière des épispastiques et des rubéfians. Chaussier qui s'est également occupé de l'application extérieure du tartre stibié, fait observer que ce médicament en poudre fine produit des pustules, tandis qu'en poudre grossière il détermine des escarres. Autenrieth a fait revivre l'emploi de la pommade émétique à laquelle on a même donné son nom. C'est particulièrement comme agent dérivatif qu'elle se trouve employée dans un assez grand nombre de maladies internes, plusieurs praticiens et surtout M. Gendrin la préfèrent au vésicatoire par la profondeur, la persistance et plus spécialement encore le mode et la nature de son action. Quelleque soit du reste la manière dont ces applications sont effectuées, elles réclament, comme l'usage intérieur de l'émétique, beaucoup de prudence et de circonspection. Sans doute M. Duparcque en 1829, a démontré qu'en employant la pommade stibiée très-faible à la proportion d'un sixième du médicament par exemple, qu'en l'étendant en frictions légères sur une grande partie de la surface cutanée à des intervalles rapprochés avec la précaution de laver une demi-heure après au moyen d'une eau savonneuse, on pourrait faire absorber de 4 à 5 gros d'émétique dans quelques jours sans action locale, sans provoquer les selles et le vomissement. Mais d'un autre côté, Sherven a vu la solution aqueuse de ce médicament, à la dose de 5 à

10 grains, déterminer par son application à la peau la diaphorèse, les nausées, l'augmentation de l'urine, la diarrhée, etc. J. Hahn de Philadelphie répéta les mêmes expériences en 1798, et obtint les mêmes résultats, mais en employant des doses plus fortes. Fages, en lavant les excroissances vénériennes avec cette solution détermina les vomissemens. M. Piorry, dans un cas anologue, a vu la pommade stibiée préparée sans eau déterminer une sorte d'intoxication. Avec celle d'Autenrieth on obient des pustules qui ressemblent, suivant la phase de leur développement, au bouton de la varicelle, dn vaccin ou de la variole. Un phénomène curieux se manifeste quelquefois : alors on voit des pustules semblables s'élever sur des points plus ou moins éloignés du siége de la friction, surtout au scrotum, aux grandes lèvres; nous en trouvons des exemples dans les observations rapportées par MM. Bérard jeune, *Gaz. méd.* 1833 p. 4o3; Luroth, même journal, etc.

L'emploi de l'émétique par *application à la peau* n'a point encore suffisamment éprouvé la sanction de l'expérience pour qu'il nous soit possible d'en formuler convenablement les préceptes cliniques. Si nous en avons rapporté les principales conditions, c'est avec l'intention de ne rien omettre dans un sujet de cette importance, et pour avertir les médecins qui voudront en expérimenter les résultats, qu'elle n'est pas sans une influence profonde et même sans danger. Entre beaucoup de faits à l'appui de cette assertion, nous lisons dans *le Journal universel des Sciences médicales,* t. LII,

p. 350, un exemple de vomissemens violens avec diarrhées, coliques, simulant une intoxication, et produits
par le dépôt de ce médicament à la surface cutanée;
dans *la Gazette médicale*, 1834, p. 696, une observation dans laquelle on voit les frictions effectuées à la
poitrine, au sinciput chez un enfant, au moyen de la
pommade émétique, formée d'un tiers de cette préparation antimoniale pour deux tiers d'axonge, produire
des escarres profondes sur ces différentes parties, des
douleurs inexprimables, et la mort du sujet.

2° INGESTION DANS LA CAVITÉ GASTRO-INTESTINALE.

Les travaux de Rasori, les expériences que nous
avons citées relativement à cette voie d'importation de
l'émétique sont de nature sans doute à dissiper les
craintes exagérées que le vulgaire, et même un certain
nombre de médecins, conservaient encore naguère sur
l'administration de ce médicament à forte dose, mais
prenons garde que l'éloignement d'un excès nous con-
duise dans un excès opposé; n'admettons pas surtout
avec le professeur de Milan que le tartre stibié s'iden-
tifie en quelque sorte d'autant mieux aux dispositions
de l'estomac et des intestins, qu'il est pris à plus forte
dose. L'expérience de chaque jour, un assez grand
nombre des faits que nous avons rapportés viendraient
témoigner contre cette assertion un peu trop facilement
établie comme axiome par les zélés partisans de la méthode italienne.

C'est à l'état de solution aqueuse, particulièrement

dans une infusion légèrement aromatique, et comme nous le verrons dans certains cas, rendue tempérante par le sirop d'opium, que cette administration sera le plus convenablement effectuée. Chez la plupart des sujets, en éloignant toutes les contre-indications, la dose la mieux supportée par les adultes se trouve comprise depuis 6 jusqu'à 24 grains chaque jour dans 6 ou 24 onces de véhicule. Rasori l'élevait souvent de 12 grains à plusieurs gros. Cet exemple n'a point encore été suivi dans nos climats, et peut-être ne serait-il pas sage de l'imiter, alors que l'on est témoin des effets puissans déterminés sur l'organisme par cet agent thérapeutique, d'après le premier mode qui constitue la méthode suivie par Laënnec.

On donne rarement des doses uniformes pendant toute la durée de cette médication ; deux routes opposées sont encore, sous ce rapport, suivies par les praticiens. Les uns conseillent de procéder immédiatement par une dose forte, pour descendre ensuite par degrés à des doses plus faibles; d'autres commencent, au contraire, par des doses faibles pour s'élever aux doses les plus fortes. Cette manière d'agir nous paraît la mieux justifiée par les faits. Si même nous consultons nos observations, nous verrons que cette méthode acquiert plus de perfection encore, lorsqu'après avoir atteint la dose forte on revient à la dose faible avant de cesser entièrement l'emploi du moyen.

L'expérience nous apprend également qu'en répétant l'ingestion du médicament toutes les heures, par exemple, quelquefois même toutes les vingt minu-

tes, on en prévient l'influence vomitive (Obs. VII);
quelquefois même on calme les nausées, on prévient
la réaction gastrique en administrant immédiatement
une dose nouvelle de potion stibiée (Obs. XLII).

Quant aux autres préparations antimoniales, telles
que l'acide antimonique, l'antimoniate de potasse,
l'oxide blanc d'antimoine, etc., leurs doses peuvent
être beaucoup plus fortes : on les administre assez
communément d'un demi-gros à deux gros dans un
looch de six à dix onces, à prendre par cuillerée toutes les heures.

Si nous recherchons actuellement quels sont les
effets produits dans les principaux appareils et les
grandes fonctions de l'organisme, sous l'influence
du tartre stibié à forte dose, quel que soit le mode
par lequel il se trouve importé, nous rencontrons,
d'après l'expérience et l'observation, des résultats bien
importans à signaler.

1° Appareil digestif.

D'après M. Franc, l'action de l'émétique porte
spécialement sur le duodénum et l'intestin grêle, rarement sur l'estomac, où ce médicament semble glisser
dans les circonstances morbifiques de son application.
M. Magendie pense, au contraire, qu'il agit particulièrement sur l'estomac, le duodénum et le rectum (V. p.
64). Laënnec regarde son influence immédiate sur
l'estomac et les intestins comme beaucoup moins of-
fensive qu'on ne le pense généralement ; il ajoute même

que, dans certains cas de gastrite légère, elle a dissipé les symptômes de cette maladie plutôt qu'elle ne les a aggravés. Nous croyons avec M. Trousseau que Laënnec pourrait bien avoir, dans cette occasion, confondu l'hypercrinie gastrique et intestinale avec la gastrite, en regardant les vomissemens et la diarrhée comme des signes positifs de gastro-entérite, tandis qu'ils peuvent exister sans cette inflammation, comme le pensent maintenant la plupart des médecins, et notamment M. Andral. Si nous consultons nos faits, il nous est impossible d'admettre cette constante innocuité de l'émétique, même dans les cas où son emploi semblait réclamé. Ainsi dans l'observation XXXVI nous voyons une gastrite survenir pendant le cours du traitement; dans les observations XV–XXX, nous trouvons la muqueuse gastrique rouge, ramollie, en voie d'ulcération, ecchymosée dans l'observation XXXI; les intestins hypérémiés dans cette même observation. Dès-lors nous pensons qu'en supposant même un peu d'exagération dans les opinions de ceux qui regardent l'émétique à dose forte comme un poison très-irritant, lorsqu'il est importé dans le tube digestif, il est impossible de ne pas reconnaître au moins dans certains cas cette influence dangereuse, et dès-lors d'employer ce médicament à l'intérieur, sans la prudence et la circonspection commandées par l'expérience.

Un effet constant de l'émétique sur le tube digestif consiste à provoquer le vomissement, plus souvent peut-être la diarrhée (*voy.* Obs. de Dance, *Rhumatismes, insuccès*). Laënnec dit l'avoir vu produire la constipation , et nécessiter l'emploi des lavemens laxatifs. Ces résultats sont assurément bien exceptionnels ; et dans les observations où nous les avons rencontrés , ils nous ont semblé plutôt déterminés, soit par une disposition antérieure , soit par la dérivation gastrique des vomissemens. Ce qui nous paraît plus constant, c'est l'augmentation de la soif (Obs. XI), phénomène qui disparaît assez ordinairement du deuxième au troisième jour, comme l'a fait encore observer M. Gendrin. Chez quelques sujets cependant , la soif se trouve notablement diminuée (Obs. XIII), mais ces cas sont exceptionnels.

Un phénomène surtout bien remarquable est le développement de l'appétit ; et , ce qui devient le plus étonnant encore , la faculté conservée par un assez grand nombre de sujets de digérer parfaitement des alimens même solides et tirés du règne animal (Obs. XII, XVIII, etc.), remarque déjà faite par Laënnec et M. Gendrin , qui dès-lors en tirent cette conséquence naturelle , qu'il est possible d'en continuer l'usage pendant quelque temps, sans pour cela suspendre l'alimentation. M. Trousseau fait cependant observer à cette occasion que la diète est une des principales conditions de tolérance.

A des époques variables chez les divers sujets , ce médicament produit même par son importation dermoïde un sentiment de prurit , d'astriction , que les malades comparent à l'effet du poivre (Obs. XL, etc.) sur le pharynx et l'œsophage , souvent des pustules analogues aux boutons de variole dans la bouche, (ob-

servation VIII), dans l'œsophage, l'intestin grêle (Obs.
XXIX — XXXV), des taches blanches de forme aph-
theuse à la luette, aux amygdales (Obs. XXXVI), altérations que M. Téallier regarde comme peu graves,
mais qui deviennent d'autant plus importantes à bien
observer, surtout les picotemens au pharynx, la dis-
phagie, etc., qu'ils offrent, d'après M. Lemasson, le
signe précurseur à peu près certain de la saturation
émétique, et, peuvent dès-lors engager à suspendre
utilement la médication, pour n'être pas obligé plus
tard de la cesser entièrement après avoir laissé le tartre
stibié produire des influences plus profondes, et, nous
devons le dire, quelquefois même très-dangereuses.

2° *Appareil respiratoire.*

D'après les expériences de M. Magendie sur les animaux, « l'action délétère de l'émétique se manifeste
particulièrement sur le tissu pulmonaire » (*Mémoire,*
p. 45). Il semble produire la dyspnée ; et dans quelques chiens morts de cette intoxication, et jouissant
avant ces effets d'une santé parfaite, ce physiologiste a
trouvé les poumons hépatisés, ayant perdu leur couleur propre, et n'offrant presque plus aucune crépi-
tation. Il est aisé de voir qu'en admettant une action
semblable chez l'homme dans la majorité des cas, le
tartre stibié à forte dose, loin d'être utile, deviendrait
essentiellement nuisible dans le traitement de la pneumonie ; mais il n'en est pas ainsi ; nous verrons bientôt
en effet que, dans les circonstances appropriées, loin

de favoriser l'engouement pulmonaire , l'emploi de l'émétique en facilite au contraire la résolution ; toutefois ce fait expérimental, bien qu'analogique , ne doit pas être perdu pour la science, lorsqu'il s'agira de savoir si l'on doit faire cesser l'hypérémie pulmonaire par les émissions sanguines avant d'employer ce médicament , ou l'administrer immédiatement , lors même que l'hypérémie locale existe au plus haut degré.

De tous les médecins, M. Trousseau nous paraît celui qui dans ses écrits a signalé le plus grand abaissement de la respiration sous l'influence du tartre stibié à forte dose. Les faits que nous avons recueillis en assez grand nombre, n'offrent pas sous ce rapport d'exemple aussi remarquable des mouvemens inspiratoires abaissés au nombre de 6 par minute. Dans un des cas les plus notables , nous avons vu cependant la respiration s'abaisser de 5o à 18 dans l'espace de neuf jours , l'émétique étant donné de 6 à 8 grains chaque jour (Obs. IX). Elle ne suit pas toujours du reste dans ses alternatives d'élévation et d'abaissement le chiffre proportionnel des pulsations ; c'est ainsi qu'on la voit quelquefois augmenter le pouls diminuant, de même qu'elle peut diminuer le pouls offrant une augmentation notable (Obs. XV).

3° *Appareil circulatoire.*

Presque tous les auteurs ont noté comme phénomène ordinaire dans l'emploi de l'émétique à forte dose , le ralentissement très - marqué du pouls.

M. Trousseau dit l'avoir vu descendre en trois jours de 72 à 44. Delpech l'a vu se balancer entre 40 et 50; d'autres prétendent qu'il ne descend jamais au-dessous de ce dernier chiffre, et qu'il ne devient intermittent qu'autant qu'on abuse du médicament. **M.** Magendie présente comme résultat de ses expériences par l'émétique employé chez les chiens, l'intermittence, la fréquence et l'irrégularité du pouls. Les faits recueillis chez l'homme nous montrent combien il est difficile d'établir sous ce rapport des règles invariables : ainsi, nous voyons le pouls conserver sa fréquence pendant sept jours, nonobstant la tolérance gastro-intestinale, l'émétique étant employé de 12 à 20 grains (observations LXXVI—XX); se ralentir notablement (observations XV—XXXIX), tomber de 100 à 40 pulsations sous l'influence de l'oxyde d'antimoine après douze jours (Obs. XLIX), très-petit, très-fréquent, se ralentir, se relever (Obs. XLII), descendre d'abord de 120 à 70 en quatre jours, à 34 en neuf jours, l'émétique étant cessé de la veille ; et remonter à 108, ce médicament ayant été repris, puis suspendu de nouveau (Obs. IX).

Quant aux modifications relatives à la force, à la faiblesse du pouls, il existe encore sous ce rapport dissidence entre les auteurs : ainsi, **M.** Trousseau pense qu'en général on voit coïncider l'affaiblissement du pouls et même de la force impulsive du cœur avec le ralentissement; Delpech, **M.** Puntous, etc., pensent, au contraire, « qu'en même temps que le nombre des pulsations diminue, l'artère se développe. » Il ne

faut point sous ce rapport admettre des idées exclusives;
en effet, dans nos observations, s'en trouvent un assez
grand nombre qui sont favorables à la première opinion, tandis que plusieurs autres prouvent la vérité
de la seconde (Obs. XLII, etc.)

4° *Appareil innervateur.*

Ce point de la question n'a pas autant fixé l'attention
des observateurs, bien qu'il nous paraisse d'un haut
intérêt, pour apprécier complétement les effets du tartre
stibié sur tout l'organisme. Cependant M. Vacquié admet une action sédative, qu'il explique par un affaiblissement d'un influx nerveux, suite d'une modification survenue dans la circulation cérébrale. Sans
nous rendre garant de l'interprétation, nous admettons
le fait comme démontré par un certain nombre de nos
observations : toutefois cette opinion ne doit point encore être exclusive chez plusieurs sujets. En effet, on
voit quelquefois se manifester une impatience, une irritabilité générale ; c'est particulièrement vers l'appareil nerveux ganglionaire que s'éveille chez quelques
malades cette hyperneurose, plus d'une fois confondue
peut-être avec une véritable inflammation. C'est ainsi
que nous voyons dans nos observations des sujets affectés d'épigastralgie plus ou moins vive pendant le cours
de la médication, alors que l'état de la langue, la tolérance de l'émétique et la digestion des alimens ingérés ne permettent pas d'admettre l'existence d'une inflammation d'estomac (Obs. LXVII-LXXX). Quelques

praticiens, et particulièrement M. Puntous, ont observé l'assoupissement et l'abaissement des facultés intellectuelles pendant l'emploi de l'émétique; mais comme ils associaient à ce médicament une certaine dose de sirop d'opium, ils ne peuvent décider à laquelle de ces deux substances on doit attribuer les phénomènes que nous venons de signaler.

5° *Appareil absorbant.*

Le tartre stibié, comme agent susceptible de provoquer l'action du système absorbant, n'a fixé que dans ces derniers temps l'attention des observateurs; mais aujourd'hui cette propriété semble acquérir une valeur thérapeutique par les résultats qu'en ont obtenus MM. Duparcque, Dupuy, Gendrin, même dans certains cas d'épanchement séreux de la plèvre, du péritoine, de l'arachnoïde, etc. C'est d'après cette influence que Laënnec et plusieurs autres médecins ont expliqué les avantages de l'émétique à forte dose dans le traitement de la pneumonie. Ces premiers succès provoqueront sans doute à l'avenir d'autres recherches et d'autres expérimentations, dont les résultats sont indispensables pour fixer l'opinion des pathologistes sur ce point important.

6° *Appareil des sécrétions.*

Les expériences de M. Magendie démontrent que sur les chiens, l'emploi du tartre stibié à forte dose augmente la sécrétion salivaire. Le même phénomène a été remarqué chez l'homme par les docteurs E. Griffith et Jackson.

La sécrétion urinaire est ordinairement accrue par l'action de ce médicament, surtout lorsqu'il ne produit ni vomissement ni diarrhée, fait constaté plusieurs fois par MM. Bonnet et Trousseau dans leurs expériences.

Les observateurs sont généralement d'accord sur les effets diaphorétiques de l'antimoine et de ses préparations ; mais ils diffèrent sur l'explication de ce phénomène, surtout lorsqu'il est produit par l'émétique : ainsi, MM. Bonnet et Trousseau pensent que les antimoniaux sont sudorifiques seulement dans l'acte même du vomissement ; ils ajoutent qu'à ce titre ces médicamens n'offrent aucune supériorité sur les autres vomitifs pour déterminer la diaphorèse. Laënnec, M. Finaz, rapportent des observations opposées à cette manière de voir, et qui semblent établir que des malades, sous l'influence de la médication antimoniale, surtout de l'oxide blanc, ont éprouvé des sueurs généralement répandues, bien que le vomissement n'eût pas eu lieu. (*Revue médic.*, 1834, t. 2, p. 212.)

7° *Appareil générateur.*

Des pustules surviennent quelquefois au scrotum, aux grandes, aux petites lèvres sous l'influence de cette médication. Mais un phénomène beaucoup plus important, relativement à l'emploi de l'émétique à forte dose chez la femme, mérite assurément de fixer l'attention des praticiens ; ainsi les menstrues ne sont pas supprimées par cette médication ; on les voit même quelquefois s'établir, nous n'oserions pas dire par son action, mais au moins, sous son influence (*Obs.* XLII), d'où l'on peut inférer que cet état de la femme, qui joue naturellement un si grand rôle dans les modifications thérapeutiques, n'est pas une contre-indication à l'emploi du tartre stibié, sur-tout dans les cas qui le réclament impérieusement.

2° *Influence du tartre stibié à haute dose dans le traitement des maladies en général.*

Cette partie du problème est la plus difficile, celle dans laquelle on doit craindre davantage la séduction des explications et des hypothèses : nous l'aborderons dès-lors avec circonspection, et nous chercherons à n'admettre que les données qui découlent immédiatement des faits.

Si nous consultons les auteurs, nous voyons que chacun d'eux a, pour ainsi dire, sa théorie, son interprétation particulière, alors qu'il s'agit d'apprécier l'émétique à forte dose comme agent thérapeutique ; c'est ainsi qu'on l'a successivement envisagé comme vomitif, purgatif, diaphorétique, diurétique, incisif, fondant, altérant, antispasmodique, dérivatif, résorbant, sédatif, contre-stimulant, antiphlogistique, etc.

Il est déjà facile de voir que l'on peut simplifier beaucoup le nombre de ces vertus médicamenteuses, plusieurs d'entre elles exprimant un résultat à peu près identique par des termes différens. Afin de simplifier la question, nous envisagerons les effets du tartre stibié à forte dose 1° comme agent local, 2° comme agent constitutionnel.

1° *Comme agent local.* — Nous ne parlerons pas ici des applications de l'émétique à la surface cutanée, leurs effets ont été suffisamment indiqués, et la difficulté de la question n'est pas dans ce point : c'est relativement à l'influence de son ingestion gastro-intestinale que nous devons particulièrement l'envisager. Plusieurs praticiens, et surtout MM. Broussais, Bouillaud, Barbier d'Amiens, etc., résument à peu près toute l'action de l'émétique employé par cette voie dans le fait incontestable, du moins pour un grand nombre de cas, de la dérivation effectuée sur le tube digestif par l'excitation, soit inflammatoire, entraînant les divers degrés de l'hypérémie, de la gastro-entérite, soit sécrétoire, provoquant des évacuations plus ou moins abondantes, par les selles ou par le vomissement. Lorsque ce dernier survient, il peut même entraîner une congestion momentanée vers l'encéphale, d'où résulte, par la compression des centres nerveux, une sédation comparable sous ce rapport à celle qu'amènerait un premier degré d'hypérémie cérébrale par toute autre cause : phénomène accessoire, accidentel, que ces praticiens, M. Bouillaud surtout, rattachent au fait principal que nous venons de signaler.

M. Vacquié admet également un résultat sédatif par l'action du vomissement qui change le mode naturel de

la circulation cérébrale, et produit ainsi l'affaiblissement de l'influx nerveux. Il regarde par conséquent ici
comme l'action principale, ce que M. Bouillaud réduit
avec raison à la condition de phénomène accessoire.

M. Chomel et Dance regardent l'antimoine comme
dépourvu de propriétés spéciales, et rapportent des faits
sur lesquels ils s'appuient pour assurer que ce médicament reste sans action lorsqu'il n'offre pas une influence
vomitive ou purgative.

M. Levrat-Perroton voit dans cette médication, soit
une perturbation vomitive, soit une inflammation
subaiguë des voies gastro-intestinales transformées dans
une inflammation aiguë. Cette explication nous paraît
mieux convenir à l'emploi de l'émétique dans les affections chroniques du tube digestif, qu'à cette médication relativement à la pneumonie, au rhumatisme, etc.

2° *Comme agent constitutionnel.* — D'autres médecins, outre cette action d'abord localisée sur l'appareil
digestif, et dont la physiologie nous explique aisément
les conséquences dérivatives de l'irritation des autres
organes, voient dans les influences de l'émétique à forte
dose une action intime, cachée, mystérieuse, dont
nous apercevons les résultats avec impossibilité de saisir
par le raisonnement les intermédiaires qui lient naturellement la cause à ses effets.

Rasori, Tommasini, Borda, etc., pensent que le
tartre stibié diminue directement le stimulus inflammatoire, détruit la diathèse, et devient un véritable
contre-stimulant. Cette explication est plutôt la consé-

quence d'une doctrine préconçue, que l'induction rigoureuse des faits.

Laënnec, M. Duparcque, font particulièrement consister cette action dans une influence directe sur l'appareil absorbant dont elle développerait utilement l'activité.

M. Vaidy fait de l'émétique à forte dose, un calmant du système sanguin.

M. Fontaneilles prétend que cette médication est antiphlogistique par les modifications qu'elle entraîne dans la constitution du sang.

M. Téallier pense que l'émétique, à la manière d'un grand nombre d'autres agens thérapeutiques, influence l'organisme par des propriétés curatives cachées. On voit bien, nous dit-il, des changemens survenir à la suite de leur administration, mais dire comment s'opèrent ces changemens est la chose impossible.

M. Trousseau partage à peu près cette opinion, et fait observer que les médicamens très-actifs, rangés pour la plupart au nombre des agens toxiques, offrent sur tout l'organisme des influences distinctes par leur importance et leur gravité de l'action locale, dont la plupart d'entre eux sont également susceptibles, réflexions judicieuses qu'il applique directement à l'antimoine, à ses diverses préparations.

Si nous consultons actuellement l'observation sur l'importante question de savoir quels sont en résultat les effets thérapeutiques du tartre stibié employé à forte dose dans le traitement des maladies, nous voyons aus-

sitôt qu'il est impossible d'admettre une opinion exclusive.

Parmi ces effets les uns sont évidens, incontestables, ainsi dans tous les cas où l'on a remarqué sous
l'influence de cette médication des caractères d'hypérémie, d'irritation gastro-intestinale et surtout d'ulcération du canal alimentaire, peut-on méconnaître
une action locale, une excitation, une phlegmasie,
une légion organique inhérente à cette action comme
l'effet à sa cause et devant nécessairement entraîner
vers la muqueuse gastro-intestinale un mouvement
fluxionnaire, une action morbide, susceptible de dé-
placer une autre altération plus ou moins voisine,
plus ou moins intense, en conséquence de ce grand
principe, de cette loi fondamentale de la dérivation, établissant, d'après l'expérience, que jamais deux inflammations ne marchent simultanément au même degré
dans deux points différens de l'économie.

Chez tous les sujets où l'on observe des sécrétions
surabondantes, sur diverses parties de la muqueuse
digestive, et quelquefois en même temps sur toute son
étendue avec des excrétions considérables de ses produits, par les vomissemens ou par les selles ; peut-on
se refuser à trouver dans ce résultat deux actions médicatrices puissantes, l'une dérivative par l'augmentation du travail sécrétoire ; l'autre débilitante, par les
déperditions plus ou moins considérables dont tout
l'organisme fait alors nécessairement les frais.

Enfin, pendant ces médications où l'on rencontre
des vomissemens violens avec une sorte de commotion

générale, avec diaphorèse, exaltation organique suivie de collapsus, quelquefois congestion vers les organes centraux, et notamment l'encéphale, perturbation de l'organisme tout entier, peut-on ne pas admettre des modifications pathologiques appropriées à
chacun de ces états, et que, même dans cette première
influence, une opinion exclusive, n'est pas en mesure
d'expliquer convenablement.

Mais au nombre de ces mêmes effets, il en est d'autres moins positivement caractérisés, inexplicables
peut-être, et que cependant l'observation scrupuleuse
ne permet point de méconnaître, encore moins de re-
jeter complètement. Sans chercher l'interprétation de
ces résultats intimes, nous les admettrons comme faits,
parce qu'ils découlent immédiatement d'un grand
nombre d'observations. Nous ne voulons pas affirmer
que l'émétique soit dans le traitement de la pneumonie,
surtout du rhumatisme, un spécifique assuré comme le
mercure dans la syphilis, le quinquina dans la fièvre intermittente, mais il nous est impossible, d'un autre côté,
de ne trouver dans son influence médicamenteuse qu'une
action purement locale, circonscrite par les bornes du
contact, comme le serait celle d'un corps chaud ou
d'un agent purement physique d'irritation. En effet,
les expériences de M. Magendie prouvent que l'émétique fait périr les animaux qui s'y trouvent soumis
bien plutôt en conséquence de son absorption, qu'en
raison des accidens de son application locale, six à huit
grains d'émétique injectés dans les veines d'un chien
adulte ont produit la mort deux ou trois heures après,

alors que ces animaux ont supporté la présence d'une dose beaucoup plus considérable du médicament introduit dans l'estomac, et que dans les cas même où le rejet de cette substance fut empêché par la ligature de l'œsophage, l'état pathologique de la muqueuse gastro-intestinale se trouva dans presque toutes les circonstances absolument incapable d'expliquer la mort.

Si nous examinons actuellement les résultats de cette médication sur l'homme, nous trouverons des preuves plus positives encore ; ainsi, dans la série des succès que présentent nos observations, les unes relatives à la pneumonie, les autres même au rhumatisme, nous en trouvons un certain nombre, qui témoignent des guérisons obtenues sans dévoiement et sans diarrhée susceptible de faire expliquer ces heureux effets par le système de la dérivation ; nous ferons même observer, et ce point devient très-important dans la question qui nous occupe, que dans la série des faits relatifs au rhumatisme et rapportés par Dance, les guérisons n'ont pas eu lieu chez les malades affectés des diarrhées et des vomissemens les plus abondans, mais bien chez ceux où la tolérance gastro-intestinale, a permis au médicament d'agir sans irritation, sans secousse, et pour ainsi dire à l'insu du médecin, par l'action toute particulière, que nous sommes forcés d'admettre sans pouvoir l'expliquer.

En résumé, nous pensons que l'émétique à forte dose, avantageusement employé dans le traitement d'un certain nombre de maladies, et notamment du rhumatisme, bien plus, positivement encore, de la pneumonie, peut agir, soit par dérivation irritative ou sécrétoire, nous en fournirons bientôt des exemples, soit par une action spéciale, indéterminée, présentant pour condition, sinon absolument nécessaire, au moins très-avantageuse à cette action, *la tolérance gastro-intestinale*, dont nous devons actuellement nous occuper.

Dans l'adoption des principes que nous venons d'établir, nous conservons donc cette position naturelle, qui nous semble aujourd'hui, comme toujours, la seule véritable en pathologie; cette position, dans laquelle on réunit les faits, pour les comparer, les discuter, en tirer des conséquences rigoureuses, qui toujours font éviter les axiomes exclusifs. C'est assez dire, que dans l'état actuel de la science, nous ne regardons pas le tartre stibié à forte dose, comme un sédatif *direct*, comme un *véritable* antiphlogistique, agissant à la manière de l'opium, ou d'une application émolliente.

TOLÉRANCE GASTRO-INTESTINALE.

On donne le nom de *tolérance*, dans le traitement intérieur des maladies par l'émétique à forte dose, à la faculté que présente le tube digestif de supporter une proportion du médicament, sans développement d'aucun accident local remarquable, et surtout sans vomissement et sans diarrhée. Dès-lors cette modification peut être commune à toutes les parties du tube diges-

tif, ou seulement relative à l'une de ses divisions. Dans
le premier cas, la tolérance est générale, entière ou
gastro-intestinale ; dans le second, elle est locale,
incomplète, en d'autres termes *intestinale, gastrique.*

La tolérance peut se manifester, même dès les premières doses du médicament, elle est *immédiate* ; ou
se développer seulement après quelques heures ou quelques jours de l'administration de l'émétique ; elle est
acquise, double circonstance qui doit fixer l'attention
des praticiens.

La tolérance, contrairement à l'opinion de Rasori,
peut se manifester aux deux états que nous venons de
signaler, même chez l'homme sain ; elle est *naturelle.*
On l'observe, d'un autre côté, chez les sujets affectés
de certaines maladies : elle est *morbifique.*

La tolérance naturelle est prouvée par les faits. A ceux
que nous avons rapportés dans les expériences faites
sur l'homme, 1ʳᵉ partie, p. 71, etc., nous ajouterons
le suivant, qui fera cesser, mieux que tous les raisonnemens possibles, les dissidences d'opinions à cet
égard. M***, âgé de 30 ans, sanguin, bilieux, après
avoir eu l'esprit fatigué par des chagrins et des contra-
riétés, se croit affecté d'une maladie du foie. Pensant
qu'un vomitif pourrait lui devenir avantageux, il
prend 4 grains d'émétique sans aucun effet ; immédiatement après, six autres grains sans plus de résultat ;
enfin 4 nouveaux grains, dont il n'obtient qu'un faible
vomissement bilieux, suivi, dans l'après-midi, de trois
selles analogues. Le soir, il fait un repas ordinaire,
dort pendant la nuit d'un sommeil profond et tranquille,

et se réveille le lendemain sans ressentir à la bouche l'amertume qu'il avait éprouvée les jours précédens. Mais toujours poursuivi par sa première idée, M*** prend encore 8 grains d'émétique dans une bouteille d'eau, rapprochant assez les doses pour qu'une heure suffît à cette ingestion. Aucun effet appréciable : il invite alors son épouse à lui procurer 20 grains de la même substance, mais on ne satisfait pas son désir, une dose aussi considérable effrayant par les résultats qu'elle pouvait entraîner. L'expérience ne fut pas dès-lors poussée plus loin. (*Extrait d'une observation communiquée par M. Guersent à M. Magendie.*)

Ce fait nous fournit un exemple de tolérance naturelle aussi positive, aussi bien déterminée que les plus remarquables de ceux que l'on pourrait emprunter à la tolérance morbifique. Nous pouvons donc établir aujourd'hui comme axiome : qu'il existe une tolérance antimoniale naturelle, inhérente à la constitution, aux dispositions particulières de certains sujets, et dans une indépendance absolue des conditions pathologiques.

La tolérance morbifique est également prouvée par l'expérience, mais elle offre des caractères et des lois qu'il devient important de préciser. En conséquence de son système du stimulisme et du contre-stimulisme, Rasori place la cause organique de cette modification dans certain état morbide général, qu'il désigne par le terme de *diathèse*. Il exclut de la tolérance tous les sujets qui ne sont pas actuellement dans cet état pathologique. Une opinion semblable n'a pas besoin de réfutation, dès lors qu'elle est en opposition avec les faits

et que, d'ailleurs trop absolue, nous la trouvons for-
mulée en termes qui n'offrent aucun sens précis. Or
nous venons de voir que des sujets, même à l'état de
santé, présentent une aptitude remarquable à supporter des doses considérables d'émétique; nous prouverons bientôt que d'autres sujets n'offrent point cette
aptitude, même dans les dispositions morbifiques indiquées par l'auteur; enfin, et ce dernier argument est
définitif, que des malades, après avoir présenté la tolérance morbifique, la perdent sans la recouvrer ensuite, bien que l'altération qui l'avait d'abord favorisée
n'ait offert aucune amélioration dans ses caractères,
nous renvoyons, du reste, pour le développement des
opinions du professeur de Milan, au résumé que nous
en avons fait. (p. 12.)

Une question du plus grand intérêt vient se présenter ici : *La tolérance est-elle plus ordinaire dans l'état
de maladie que dans l'état de santé?* Pour nous la réponse ne peut être douteuse. Dans l'état de santé comme
dans l'état de maladie, la tolérance reconnaît deux
causes communes, la disposition individuelle primitive, l'état naturel; la disposition individuelle acquise,
l'habitude. Dans l'état de maladie nous trouvons une
cause de plus, la disposition morbifique. Nous sommes
donc tout naturellement conduits pour achever la solution de ce grand problème, à rechercher quelles
sont les conditions morbides favorables à la tolérance,
et celles qui s'opposent à son établissement, cette solution deviendra même d'autant plus utile, qu'elle ren-
fermera implicitement, ou du moins fera pressentir les

indications et les contre indications de l'emploi de l'é-
métique à forte dose dans le traitement des maladies.

Parmi les auteurs qui se sont occupés à rechercher
les moyens d'expliquer comment certains sujets supportaient sans accident•, quelquefois même sans aucun
effet réactionnel apparent des doses considérables d'é-
métique, les uns ont invoqué la décomposition du médicament par le véhicule dans lequel on l'administrait ;
mais alors comment se fait-il que dans d'autres circonstances, l'émétique, pris dans ce même véhicule, provoque les vomissemens que l'on réclame de son action ?
Or, ce fait est d'expérience vulgaire, et chaque jour
nous voyons le tartre stibié, donné dans les infusions
aromatiques le plus généralement employées comme
favorables à la tolérance, effectuer des vomissemens bilieux considérables. Les autres ont expliqué le fait par
la dose même du médicament, affirmant qu'il était vomitif à petite dose, tempérant, sédatif, à dose beaucoup plus forte, ainsi Téallier dit avoir vu telle potion
émétique à forte dose, être parfaitement supportée
pendant plusieurs jours, alors qu'une seule cuillerée
de cette même potion administrée dans un verre d'eau,
provoquait le vomissement. Comme faits individuels,
ces résultats ne peuvent pas être niés sans doute ; mais
comme lois générales, ces mêmes faits n'ont plus aucune valeur, puisque nous voyons dans un grand nombre de nos observations l'émétique bien supporté à la
dose de 6, 12 grains, déterminer aussitôt le vomissement et l'intolérance dès l'instant où l'on veut élever
cette dose à 18, 24 ou 36 grains. Enfin l'aptitude se

manifester de nouveau, lorsqu'on revient à la dose primitive. Il est d'autant plus essentiel de ne pas admettre l'opinion opposée qu'elle est établie sur un petit nombre de faits exceptionnels, et qu'elle conduirait avec une funeste sécurité vers l'emploi du médicament à dose d'autant plus forte qu'on la croirait par cela même plus innocente et mieux appropriée. D'autres enfin ont cru trouver dans le mode administratif lui-même le nœud de la difficulté; ceux-ci, dans la petite proportion du véhicule employé; ceux-là, dans les intervalles très-courts de l'administration du médicament. Sans doute il ne faut pas négliger ces données qui peuvent concourir à favoriser la tolérance, à prévenir l'effet vomitif que l'on doit éviter d'après l'indication, mais entre ces influences accessoires et les lois fondamentales que nous désirons trouver, n'existe-t-il donc aucune différence, et d'ailleurs ne voyons-nous pas l'émétique administré même avec ces précautions, produire encore des vomissemens violens et des selles abondantes, lorsque les causes fondamentales de la tolérance n'existent pas.

Ce n'est point selon nous, dans les circonstances extérieures de l'administration du médicament, qu'il faut particulièrement chercher les raisons principales de la tolérance morbide, c'est dans l'état individuel, dans les modifications imprimées, par l'altération pathologique, à l'organisme en général, au tube digestif en particulier, qu'il faut espérer de trouver cette cause de l'aptitude en question ; c'est aussi dans cette modification fondamentale, que nous allons la chercher.

Sans doute l'habitude peut, à l'état morbile comme à l'état physiologique, expliquer quelques-uns des cas de tolérance; mais y trouver la loi générale de cette aptitude, est évidemment se mettre en contradiction avec le plus grand nombre des faits bien constatés. Dans plusieurs de nos observations, nous voyons la tolérance établie d'emblée, sans qu'il soit possible d'invoquer ici la puissance de l'habitude. Dans un certain nombre d'autres, nous trouvons bien, il est vrai, d'abord la susceptibilité gastro-intestinale, ensuite l'établissement de la tolérance, faits qui sembleraient très-favorables à cette explication, mais un peu plus loin, nous voyons dans ces mêmes cas, la même dose du médicament, amener bientôt des accidens gastro-intestinaux et l'intolérance la plus complète. Or, ce n'est pas ainsi que procède l'habitude. Ses empiétemens sont, au contraire, incessamment croissans dans le domaine de la nature primitive, surtout lorsque les expérimentations sont faites, comme pour les circonstances que nous venons de préciser, dans les mêmes dispositions, avec l'attention de ne point dépasser la susceptibilité des organes, par l'exagération des agens auxquels on les soumet; ainsi donc, cette opinion professée par Dance et plusieurs autres médecins, n'est point encore l'expression de la vérité, comme règle générale. Abandonnons les raisonnemens, arrivons aux faits incontestables, en recherchant dans quelles dispositions morbides, l'émétique à forte dose, est mieux supporté.

Déjà depuis long-temps les praticiens ont observé

que les médicamens excitans, et notamment l'émétique, perdent la plus grande partie de leur action stimulante sur l'estomac et les intestins dans les affections
comateuses, dans les compressions encéphaliques, dans
la plupart des maladies en un mot, où l'influence inner-
vatrice éprouve une diminution notable; où la disposition sensitive des organes, et dès-lors du tube digestif,
se trouve abaissée dans ses conditions. Ainsi, parmi des
observations très-nombreuses, nous citerons ce fait rapporté par M. J. Cloquet, d'un sujet apoplectique chez
lequel on put administrer à l'intérieur jusqu'à la dose
de 40 grains d'émétique sans produire le vomissement,
et sans obtenir d'autre effet direct que de légères évacuations alvines. Laënnec l'a même porté dans ces cas,
sans effet sensible, jusqu'à la dose de 1 gros et demi.

Cette vérité qui découle immédiatement des faits,
devait en quelque sorte fournir le premier élément
des inductions par lesquelles on peut arriver à la solution du problème. Ainsi : *diminution notable dans
l'irritabilité gastro-intestinale sous l'influence d'une
maladie*, tel est évidemment le terme auquel nous
allons arriver dans l'expression de la cause morbide
qui vient se joindre aux prédispositions individuelles
déjà signalées, pour déterminer l'établissement de la
tolérance. Mais il ne suffit pas d'énoncer une loi générale, il faut exposer les faits qui doivent servir à son
établissement : nous croyons arriver à ce dernier résultat.

Quels sont les sujets qui supportent le moins bien
les préparations antimoniales, et notamment l'émé-

tique? Précisément les individus les plus irritables et les plus nerveux, les femmes, les enfans, chez lesquels on voit, en effet, d'après l'aveu des meilleurs praticiens, la tolérance difficilement établie d'abord, ensuite peu long-temps conservée. Précisément, abstraction faite et du sexe et de l'âge, ceux qui se trouvent actuellement sous l'influence d'une irritation gastro-intestinale. Et bien que Laënnec ait prétendu que chez certains sujets l'émétique faisait rétrograder ces irritations, on ne peut admettre ce fait, en le supposant même dégagé de toute illusion préconçue, qu'à titre d'exception à l'une des lois les plus générales de la thérapeutique ; à tel point que les médecins expérimentés regardent avec raison, dans les cas ordinaires du moins, cet état du tube digestif comme une contre-indication à l'emploi de l'émétique, même dans le traitement de la pneumonie. Si nous considérons d'un autre côté que les fortes déplétions sanguines développent assez souvent l'irritabilité nerveuse, nous comprendrons, sous ce point de vue, l'opinion de M. Trousseau, qui ne craint pas d'affirmer que jamais la tolérance ne s'établit mieux que chez les sujets qui n'ont pas été saignés; et nous partagerions son opinion dans les conséquences qu'il en déduit relativement aux émissions sanguines, même dans le traitement de la pneumonie, s'il ne s'agissait pas, au début surtout, de faire cesser immédiatement des conditions d'hypérémie qui, dans un organe aussi vasculeux, peuvent entraîner la perte du sujet avec une effrayante rapidité. C'est, au reste, un point important

sur lequel nous reviendrons dans les applications relatives à cette phlegmasie.

C'est encore dans les maladies où cette irritabilité
nerveuse offre un développement plus marqué, que
l'on voit l'émétique à forte dose effectuer des résultats
moins satisfaisans, comme nous le prouverons en rapprochant les succès nombreux de cette médication dans
la pneumonie, des insuccès multipliés qu'elle a presque
toujours présentés dans le rhumatisme aigu.

Par une conséquence toute naturelle le tartre stibié
à forte dose devra trouver chez le sujet une aptitude
proportionnée, toutes choses égales d'ailleurs, à l'a-
baissement de l'irritabilité gastro-intestinale, les faits
sont encore là pour justifier ces prévisions. Ainsi les
vieillards sont précisément, sous le rapport de l'âge,
ceux qui supportent le mieux la médication que nous
étudions. Dans cette catégorie viennent se ranger les
individus affaiblis soit par la maladie, soit par le fait
même du traitement déjà mis en usage, soit enfin par
l'influence de certaines constitutions atmosphériques
dont nous ne manquerons pas de signaler toute l'importance lorsque nous aborderons le traitement des
phlegmasies par la méthode rasorienne. Enfin dans
cette même catégorie nous trouvons encore les sujets
affectés, soit d'une asthénie complètement idiopathique
de l'estomac et des intestins ; soit de l'abaissement relatif que présente naturellement la vitalité de cet appareil dans les concentrations morbifiques, inflammatoires surtout effectuées dans les autres appareils. Ainsi
pour nous servir d'un exemple capital dans l'espèce il

est aisé de comprendre, d'après cette grande loi de l'organisme vivant que l'on a tant de fois invoquée, sur laquelle repose tout le système de la dérivation, que, pendant le cours d'une pneumonie, le travail pathologique éveille nécessairement dans les organes de la respiration un surcroît d'excitation et d'activité qui doit se trouver en moins dans les autres divisions de l'organisme, et notamment dans le tube intestinal; d'où résulte, sinon la seule, au moins la principale cause de la tolérance morbifique pendant cette inflammation parenchymateuse. Aussi notons avec soin dans l'intérêt de la question que si la fièvre s'éveille avec violence et porte ses irradiations vers le tube digestif, la même concentration n'ayant plus lieu, la même tolérance ne se rencontre plus. Ajoutons cependant que dans certains cas moins graves, elle peut s'établir même d'emblée, nonobstant le développement de l'état fébrile, le médicament étant administré à 12 grains (Obs. II), et, conséoutivement, ce médicament étant donné d'un à 4 scrupules (Obs. III.). Ce que nous disons de la pneumonie, s'applique avec la même précision à tous les cas anologues. Enfin la thérapeutique elle-même vient également offrir des preuves incontestables à l'appui de la loi générale que nous avons établie. Nous voyons en effet plusieurs moyens sédatifs, les uns généraux, les autres locaux, favoriser la tolérance en amenant précisément la condition fondamentale que nous venons de signaler, ainsi : 1° La saignée, lorsqu'elle n'éveille pas l'irritabilité nerveuse : nous la voyons en effet (Obs. XIX) faire disparaître les prodromes de la saturation en établissant l'aptitude, 2° les opiacés, notamment le sirop diacode, lors surtout que l'intolérance est due soit à l'irritabilité nerveuse gastro-intestinale, soit à celle que produit la douleur dans l'organisme, comme on l'observe surtout chez les rhumatisans. (Obs. VII. —XXIII — XXIV — LXXI.)

Enfin on voit quelquefois encore l'aptitude s'établir même chez des sujets qui vomissaient immédiatement avant l'administration de l'émétique (Obs. IV); chez d'autres malgré l'état peu favorable des organes digestifs (Obs. XI), et, pour l'estomac, nonobstant le dévoiement (Obs V). Ce qui diminue, comme on le voit, beaucoup le nombre des contr'indications insurmontables.

Après avoir établi ces lois de la tolérance morbifique, si nous recherchons de quelle manière elle se manifeste, se continue, puis disparaît, nous trouvons encore ici des considérations immédiatement applicables à la thérapeutique. Nous avons dit qu'elle pouvait exister dès les premières doses du médicament, ce ne sont pas les cas les plus ordinaires. Le plus souvent la première ou la seconde prise d'émétique, quelquefois même la quatrième, cinquième, sixième, etc., produisent des vomissemens, peut-être encore plus communément la diarrhée. L'aptitude s'établit ensuite, d'abord dans l'estomac, plus tard dans les intestins; cette règle n'est pas du reste sans exception. Si l'on suspend la médication, même après l'établissement de la tolérance, les vomissemens surviennent quelquefois après chaque reprise de la médication, l'aptitude s'établit ensuite (Obs. LIX). La durée de la tolérance est très variable, et, toutes choses égales d'ailleurs, paraît en rapport assez constant avec les difficultés ou la facilité de son établissement; avec la solubilité de la préparatiou antimoniale employée ; ainsi plus cette préparation est soluble, plus cet établissement est difficile, moins la durée de cette aptitude se prolonge, et vice versâ; dans le premier cas elle peut être seulement de 24 heures, d'un ou deux jours; dans le second, s'entretenir jusqu'au treizième jour, bien qu'on ait élevé la dose de l'émétique jusqu'à 1 gros (Obs. III); l'intolérance une fois développée continue même lorsque l'on a diminué des deux tiers la proportion du médicament (Obs. idem).

L'influence de la nature des différentes préparations antimoniales pour solliciter le vomissement, amener l'intolérance, n'est pas d'ailleurs aussi facile à déterminer qu'on pourrait le penser : il existe à cet égard des susceptibilités individuelles capables de mettre en défaut les prévisions les mieux calculées; ainsi nous trouvons (*Observation* XVII), un malade chez lequel 8 grains de kermès font vomir, tandis que 12 grains d'émétique sont immédiatement très-bien supportés. Toutefois l'oxide blanc, au nombre de ces préparations, paraît celle dont l'usage est plus facilement accompagné d'aptitude. M. Trousseau pense même que chez certains sujets, elle peut être indéfinie.

L'emploi de l'émétique à forte dose nous offre un second phénomène important à bien étudier, et complétement opposé par sa nature et ses effets à celui que nous venons d'examiner. Ce phénomène est l'*intolérance acquise*, ou mieux encore la *saturation antimoniale*. Plus promptement développée chez les enfans, les femmes, les sujets irritables, nerveux, affectés de gastralgie, de gastrite, et chez lesquels on n'a pas bien dirigé l'administration du médicament, elle s'annonce presque toujours par des *picotemens* au pharynx (*Observation* XXIV), la dysphagie, le dégoût, la répugnance extrême, les nausées à la vue seule de la potion émétique; si l'on persiste dans cette médication, sans égard pour ces avertissemens précieux, des aphthes, des pustules aux lèvres, à la bouche, au pharynx, quelquefois même dans l'œsophage et les intestins; enfin l'intolérance est positivement déclarée par le vomissement, des selles fluides, et si l'on insiste encore, on peut développer les caractères d'une véritable intoxication. Nous trouvons une partie de ces altérations dans l'observation XXIX. En général, les accidens de l'intolérance, lorsqu'ils ne sont pas portés trop loin, se dissipent naturellement, 6, 12, 24 ou 36 heures après la suspension du médicament. S'il reste de la diarrhée, des vomissemens, surtout nerveux, l'expérience a démontré que l'on faisait disparaître assez facilement la première au moyen du nitrate de bismuth à la dose de 3 à 6 grains, trois à quatre fois chaque jour, et les seconds par une potion légèrement narcotique ou faiblement éthérée, les mucilagineux, etc., suivant les dispositions du tube digestif.

Il est important d'éviter, dans l'administration de l'émétique à forte dose, et les alcooliques et les acides, qui le plus souvent ont semblé développer ses propriétés vomitives. Le régime ne doit pas non plus être négligé. M. Trousseau fait observer que la diète est une des conditions de la tolérance, qu'il faut dès-lors diminuer la proportion de l'émétique à mesure que l'on augmente celle des alimens, et que dès l'instant où ces derniers sont accordés en quantité presque ordinaire, les effets de la médication deviennent beaucoup moins apparens, surtout ceux qui sont relatifs à l'augmentation de la sécrétion urinaire.

3° *Résultats de l'emploi du tartre stibié à haute dose dans le traitement de l'inflammation en général, dans celui de la pneumonie et du rhumatisme en particulier.*

D'après toutes les considérations précédentes, il nous devient facile de préciser les résultats que l'on peut attendre de la médication stibiée dans le traitement de cet ordre de maladies.

L'inflammation ne peut plus être aujourd'hui regardée comme un phénomène simple, mais bien comme le résultat complexe de plusieurs conditions morbides qui se combinent pour constituer cette inflammation et lui donner des caractères infiniment variés, en raison du nombre de ces élémens et de la proportion offerte par chacun de ces derniers dans ces mêmes combinaisons.

Ces élémens sont particulièrement *l'hypérémie*, *l'hypernymphose*, *l'hyperneurose*, *l'hypertrophie*, *l'hémorrhagie*, *l'hypercrinie*.

Le concours de tous ces élémens n'est pas indispensable à l'inflammation ; quelques-uns peuvent manquer ou se trouver dans une proportion à peine sensible. Il en est deux surtout qui doivent être bien appréciés dans la question : c'est l'hypérémie et l'hyperneurose ; aussi trouvons-nous qu'il est bien avantageux d'avoir ainsi rapproché dans le problème à résoudre la pneumonie, dans laquelle on voit si souvent, pour ne pas dire presque toujours, prédominer le premier, et le rhumatisme aigu , si fréquemment accompagné du second dans les douleurs intolérables et l'anxiété qu'il ne manque presque jamais d'occasionner. *Faire cesser la congestion dans la première de ces maladies ; détruire surtout la douleur dans la seconde ;* telles sont donc les deux principales indications. L'émétique à forte dose peut-il répondre aux exigences que nous venons de signaler? Ce n'est point à la théorie , c'est à l'observation à répondre. Mais avant d'arriver à cette solution définitive, disons-le dans ces considérations , il existe des phlegmasies dans lesquelles il est impossible de ne pas reconnaître un génie particulier , une sorte de diathèse constitutionnelle dont la nature nous échappe , dont les effets sont positifs et constans. Serait-il possible , par exemple, de confondre, sous ce point de vue d'une si haute importance, le rhumatisme articulaire aigu , développé dans un point de l'organisme sous une influence quelquefois bien difficile à préciser, parcourant , abandonnant tour à tour les différentes articulations , résistant aux moyens antiphlogistiques les plus puissans, pour se dissiper ensuite par le bienfait de la nature ou par les progrès du temps, avec ces inflammations sollicitées par cause externe, sans diathèse générale, se développant et se jugeant sans appel dans les bornes étroites qui leur furent imposées par leur première circonscription ? Nous ne le pensons pas ; nous croyons au contraire que, jusqu'à l'époque où la thérapeutique aura trouvé quelque moyen spécial contre cet élément étranger à l'inflammation simple, le rhumatisme soulagé quelquefois par les abondantes saignées, par les calmans, les antiphlogistiques, ne guérira jamais sous leur influence avec cette facilité, cette franchise que l'on observe dans la marche d'un simple phlegmon soumis à ces médications. L'émétique est-il cet agent particulier que nous cherchons ? L'expérience va bientôt prononcer. D'un autre côté, les inflammations, même ordinaires, en n'ayant égard qu'aux dispositions individuelles, comme on le voit dans la pneumonie sporadique, par exemple, ne peuvent-elles jamais revêtir, sous l'influence des agens extérieurs au milieu desquels nous sommes placés, quelques-uns de ces caractères spéciaux qui leur donnent un cachet différent et les font résister à des médications naguère très-puissantes contre ces mêmes inflammations débarrassées du caractère épidémique dont nous venons de parler ? Nous ne le pensons pas davantage. Il existe évidemment des *constitutions médicales* au milieu desquelles on voit se développer des phénomènes insolites et s'établir des résistances morbides que la thérapeutique raisonnée devient alors incapable de surmonter, et, comme l'a très-bien dit à cette occasion M. le professeur Bouillaud, ces inflammations sont d'autres maladies que les inflammations ordinaires. Dans cette expression si simple en apparence existe une grande pensée médicale. Si nous avions besoin, pour appuyer ces principes, de recourir à l'autorité des faits, nous les trouverions partout et notamment dans Stoll, Sydenham, Borden, etc. Mais laissons parler, dans la spécialité même que nous étudions, un auteur qui s'est particulièrement occupé des résultats que nous cherchons. « De même qu'il y a des constitutions médicales qui repoussent la saignée, il en est aussi d'éminemment phlogistiques qui interdisent l'emploi du tartre stibié; c'est ainsi qu'après l'avoir employé si heureusement en 1831, il nous devint impossible de l'administrer avantageusement à la fin de 1832, et même au commencement de 1833 ; ce fut seulement dans l'automne de cette même année qu'il nous parut utile de revenir à l'usage de ce médicament. » (Bricheteau, *Cliniq. med.* 1835, *Action du tartre stibié à haute dose dans les phlegmasies*, p. 76.)

Nous trouvons dans la *Gazette médicale*, 1833, p. 511, les influences que nous étudions ainsi résumées :

« Les constitutions médicales peuvent ajouter aux maladies ordinaires, un élément intime, caché, spécial qui change leur nature et les différencient profondément. Cet élément peut réclamer des modifications importantes dans le traitement de la maladie. Les maladies peuvent avec les mêmes formes changer de nature sous l'influence des constitutions médicales et repousser l'emploi des moyens qui auraient réussi dans les circonstances ordinaires. »

Afin de préciser actuellement les termes de la question et d'inférer des observations que nous avons rapportées les notions relatives à la valeur de l'emploi du tartre stibié à haute dose dans le traitement de la pneumonie et du rhumatisme, nous examinerons isolément chacune de ces deux altérations.

1° PNEUMONIE.

L'émétique fut d'abord employé dans la pneumonie dite bilieuse, le plus souvent épidémique, par Baglivi, Baillou, Stoll, Bordeu, Rivière, etc., avec des succès assez marqués pour que Sydenham plaçât cet agent thérapeutique au nombre des cinq médicamens avec lesquels on pouvait, d'après lui, faire toute la médecine. On assure que Dumangin, à la Charité, guérissait autant de malades que Corvisart qui les traitait par la saignée. Mais il est peu de succès comparables à ceux rapportés par M. Ellis de Rouen, dans un mémoire qu'il fit parvenir il y a quelques années à l'Académie de médecine, puisqu'on y trouve quarante-deux succès pour quarante-sept pneumonies traitées par cette médication. Ces résultats sont plus importans qu'on ne l'imagine, même dans l'application différente que nous faisons actuellement de ce médicament, puisqu'ils tendent à prouver que les vomissemens, du moins dans un certain nombre de pneumonies, nous devons ajouter, au milieu de certaines dispositions particulières, ne sont pas aussi redoutables qu'on pourrait l'imaginer et que l'émétique, même sans tolérance, peut encore, dans ces dispositions, offrir quelques résultats avantageux ; toutefois, nous abandonnons cette influence vomitive pour nous occuper exclusivement de l'action particulière qu'il peut offrir sans cette condition et, comme nous l'avons prouvé, dont les interprétations ne doivent pas être exclusives. La première question qui se présente est celle de savoir si l'on peut, si l'on doit remplacer entièrement la saignée par l'émétique à forte dose dans toutes les pneumonies sans distinction, ou s'il faut, au contraire, faire précéder les émissions sanguines, et seulement associer le tartre stibié à leur action.

M. Trousseau pense, comme nous l'avons déjà dit, que l'émétique agit d'autant mieux que le sujet n'a pas été saigné. Rasori prétend, au contraire, qu'il faut saigner avant d'administrer l'émétique. D'autres praticiens le regardent comme nuisible dans tous les cas, ou, pour le moins, comme insignifiant. Nous ne voulons pas, toutefois, donner à ces opinions un caractère exclusif qui, sans doute, n'est pas dans l'esprit de leurs auteurs, et nous allons examiner ces deux méthodes principales en les mettant en présence avec les faits.

1º *Traitement de la pneumonie par l'émétique à haute dose, associé aux évacuations sanguines.*

De tous les organes, les poumons sont assurément ceux dont le système vasculaire offre le plus grand dé veloppement et dont les hypérémies sont les plus fréquentes et les plus considérables; par une conséquence naturelle, de toutes les inflammations, la pneumonie franche est celle qui nous semble réclamer les saignées les plus larges, les plus abondantes et les plus promptement effectuées. C'est particulièrement dans cette phlegmasie que les deux indications fondamentales dont nous avons parlé, savoir la destruction de l'engorgement sanguin, l'élimination de l'état inflammatoire se présentent le plus souvent, réunies en même temps que distinctes. Nous ne trouvons pas de meilleure indication que les émissions sanguines pour accomplir la première, mais nous devons l'avouer, ces émissions même très-copieuses ne remplissent pas toujours entièrement la seconde. L'émétique dans ce dernier cas nous paraît déjà présenter un avantage que les faits rendent incontestables. Ainsi rien de plus commun que de voir dans une pneumonie la saignée produire un soulagement instantané, mais suivi, quelques heures après, du retour des accidens avec une intensité nouvelle. (*Observations* V-XIII-XIV-XVI.) Nous ne voulons pas dire que des récidives semblables n'aient jamais lieu après l'emploi de l'émétique, nous en trouvons au contraire des exemples. (*Observation* I-LXV, etc.) Faut-il en inférer que l'émétique doive remplacer la saignée dès le début d'une pneumonie légitime, avec hypérémie des organes affectés, pouls large, vibrant, crachats sanglans, etc. ? nous ne le pensons nullement. Nous croyons au contraire, que dans tous les cas de ce genre, il faut débuter par des émissions sanguines proportionnées à la force du sujet , à la période , à l'intensité de l'inflammation. MM. Broussais et Bouillaud ont surtout bien fait apprécier l'importance de ce moyen, dans la méthode où son emploi devient le fondement de la thérapeutique. Ajoutons que l'association du tartre stibié à forte dose , lorsqu'arrivera le moment opportun de son administration , ne change absolument rien aux avantages des larges saignées dans le traitement de la pneumonie. C'était bien ainsi que l'entendait Rasori , ne le voyons-nous pas en effet employer concurremment avec l'émétique 3 saignées dans la première et deuxième observation , 11 dans la troisième , 13 dans la quatrième , à tel point que les antagonistes de la méthode italienne ont élevé la question de savoir : si Rasori ne guérissait pas exclusivement par la saignée. Cette question aurait pu sans doute obtenir une solution affirmative, si ces faits existaient seuls , mais il suffit de consulter les autres observations , pour s'assurer que l'émétique n'a pas été sans effet avantageux. D'autres médecins français ont également suivi cette marche avec un entier succès dans des cas très-graves. Entre un assez grand nombre de faits de ce genre , nous citerons *l'observation* XXIII, où nous voyons un malade auquel M. Lemasson tire cinq livres de sang en deux jours, et dont la convalescence commence au sixième jour de la maladie , l'émétique ayant été associé aux saignées du troisième au sixième jour, à la dose de 8 grains par jour. M Louis , dans un travail consciencieux , sur les effets de la saignée associée à l'émétique dans le traitement de la pneumonie surtout, fait judicieusement observer que si les

succès n'ont été que de 50 sur 78, il faut particulièrement
l'attribuer à l'emploi tardif des émissions sanguines , la
plupart des sujets n'ayant été saignés que du troisième
au neuvième jour ; il a vu la durée de la maladie se balancer entre douze et ving-trois jours. Les résultats de
Rasori étaient sous ce rapport moins satisfaisans , puisque les termes du même intervalle sont marqués par
12 et 42. M. Louis déduit encore de son intéressant
mémoire des conséquences fréquemment justifiées par
l'observation , savoir : que dans les deux premiers jours
de la pneumonie , les émissions sanguines en abrègent
notablement le cours, alors qu'après ce terme elles sont
presque sans valeur sous ce dernier rapport; que jamais
la douleur n'est *jugulée* par les saignées , même très-
fortes; pendant les douze ou vingt-quatre heures suivantes; de là, pour ce praticien, les avantages de l'émétique
après les premiers jours. Voici les résultats de statistique médicale fournis par ses observations : Effets du
tartre stibié à forte dose avec saignée modérée sur 20
malades : 17 guéris, 3 morts. Guérison , de quatre à
sept jours. Dose du médicament portée de 6 à 12 grains
dans 6 onces d'infusion de tilleul avec sirop diacode
d'une demi-once à 1 once , administrée dans les vingt-
quatre heures à six ou huit fois. Tolérance gastrique,
d'emblée chez 5 sujets , après le deuxième jour chez les
autres.—En résumé , sous le rapport de cette première
médication, dès que les saignées ont été faites avec toute
l'énergie que l'on peut raisonnablement développer, et
que les symptômes principaux de la pneumonie résistent,
au lieu d'exténuer les malades par de nouvelles émissions

sanguines contre indiquées , d'après l'inutilité des premières, et l'affaiblissement réel du sujet, on doit songer
à la médication émétique, en supposant qu'il n'existe
pas de contre indication formelle.

Au nombre de ces dernières, nous devons particulièrement noter l'inflammation gastro-intestinale
(*Observation* LII), l'intolérance absolue. Il ne faut
pas toutefois s'en laisser imposer, surtout dans les cas
graves, en prenant l'épigastralgie, qui n'empêche pas
toujours la tolérance (*Observation* LIX), pour la gastrite dans laquelle on a même vu Laënnec employer
encore avec succès la méthode rasoriénne, quand la
phlegmasie de l'estomac, n'était pas très-développée.

Le mode le plus généralement convenable, dans
cette médication, consiste à faire prendre l'émétique à
la dose de 6 à 8 grains, dans une infusion légèrement
aromatique de 6, 8 ou 12 onces, que l'on administre
par cuillerées, toutes les deux heures, et même plus
souvent, si l'établissement de la tolérance l'exigeait.
On peut, suivant le besoin, élever graduellement ces
doses, à 18 et même 24 grains, dans les vingt-quatre
heures, mais il ne nous paraît pas prudent d'imiter
l'exemple de Rasori, qui porte ces doses jusqu'à plusieurs gros dans 2 ou 4 livres d'eau, et qui pendant un
traitement de trente-six jours, en fit prendre 3 onces
au même sujet (*Observation* III). Il ne faudrait pas
cependant se renfermer dans une circonspection trop
timide, lorsqu'il s'agit d'un malade à peu près désespéré. Nous voyons en effet, entre plusieurs observations
à l'appui de ce principe, celle d'un malade auquel

on fit prendre par erreur, dès la première fois, 40 grains d'émétique, dans les vingt-quatre heures, avec un résultat des plus satisfaisans, alors que le sujet semblait toucher à sa fin prochaine (*Observation* VI). Chez les enfans, et généralement chez les femmes, les doses doivent être plus faibles et l'établissement de la tolérance plus ménagé; cependant cette médication compte encore, même chez les sujets très-jeunes, des résultats qui méritent de fixer l'attention. (*Observations* X— XII, etc.)

Quelques médecins ont prétendu que les preparations opiacées, nuisaient à l'action de l'émétique, nous trouvons cependant un grand nombre de faits qui prouvent que l'association d'une demi-once à 1 once de sirop diacode, à la potion stibiée, peut devenir très-utile pour établir la tolérance, particulièrement chez los enfans, les femmes, les sujets très-nerveux, affectés d'épigastralgie, etc. (*Observations* XIII—XIV, etc.)

Il ne faut pas se laisser décourager trop tôt par les difficultés d'établir la tolérance, on voit en effet même quelquefois une dose de potion stibiée très-rapprochée de celle que vient de prendre le malade, et qui déterminait des nausées pénibles, amener un calme parfait et la tolérance définitive. (*Observation* XLII.) La suspension trop promptement effectuée de la médication émétique, peut occasionner le retour des accidens, même lorsque l'on cherche à remplacer l'usage intérieur du médicament, par la pommade stibiée à l'extérieur (*Observation* XXXVIII), et ces accidens être de nouveau conjurés par la reprise de la potion émétique. (*Observation* XLIII.) Rasori avait prétendu que la tolérance était absolument indispensable aux effets curatifs de l'émétique dans la pneumonie , Laënnec et M. Gendrin ont soutenu l'opinion contraire ; les faits viennent à l'appui de cette seconde opinion. (*Observations* , XIV , XV , XIX , XX.)

Dans les cas de pneumonie catarrhale-gastrique ; on peut encore employer l'émétique avec avantage, mais à dose plus petite et plus fractionnée ; par exemple de 2 à 12 grains , souvent même dans ces cas, il n'augmente pas notablement l'inflammation de l'estomac , bien que le malade vomisse quelquefois. (*Observations* XIV , XVII , XX.) Il survient chez quelques malades , pendant ce traitement, une constipation si prononcée ; que l'on est obligé de faire prendre des laxatifs. (*Observation* XLII.)

Dans cette médication, la dérivation seule reste bien souvent sans effet (Obs. XLI). Cependant, on voit quelquefois cette influence pouvoir seule expliquer la guérison (Obs. XIV, XV, XIX , XX). Dans ce traitement, on observe parfois le pouls descendre, après six , huit ou dix jours , de cent à quarante pulsations , même dans les cas où l'on a substitué à l'émétique l'oxide blanc d'antimoine donné à la dose de un gros et demi (Obs. LIX). Nous avons cité des faits plus remarquables encore sous l'influence du tartre stibié (V. *Action de l'émétique sur l'appareil circulatoire* , p. 173). Le vomissement peut survenir par saturation, même après cinq jours de tolérance (Obs. II). Parmi les autres accidens que peut encore assez ordinairement occasiouer la médication émétique, on doit noter une soif ardente, même seulement avec six grains de la substance (Obs. LX, LXIII). L'épigastralgie, le ptyalisme, la douleur pharyngienne, le gonflement des amygdales, des aphthes, des pustules, etc. (Obs. LIX, etc.)

Si l'on cherche actuellement l'explication de ces faits, on peut assurément les interpréter de différentes manières; mais, pour nous, les interprétations sont peu de chose, lorsque les principes sont établis sur des faits bien constatés.

Un jeune médecin chimiste voit, dans cette action curative de l'émétique opposée à la pneumonie, la liquéfaction du sang arrêté dans le parenchyme de l'organe, non par l'émétique proprement dit, mais par la petite proportion de potasse qu'il contient. Nous citons cette opinion, mais sans en prendre aucunement la responsabilité.

M. Trousseau fait surtout consister les bons effets de la médication stibiée dans le repos qui résulte pour les poumons du ralentissement de la circulation centrale.

Laënnec explique ces effets par une action absorbante; Rasori, par le contre-stimulisme; quelques médecins, par une action sédative, occulte, cachée; d'autres, enfin, par la dérivation gastro-intestinale. Cette dernière opinion, sans pouvoir être adoptée d'une manière exclusive, paraît fondée sur plusieurs observations incontestables (Obs. XIV, XV, XIX XX). Le fait suivant sert encore à lui donner un nouveau degré de probabilité. Le professeur Graves, de Dublin (*Gaz. med.*, 1833, p. 366), rapporte qu'un malade, affecté de pneumonie sérieuse avec hépatisation, fut guéri en deux jours par le choléra, les vomissemens et la diarrhée s'étant manifestés avec la violence que l'on observe quelquefois pendant la médication stibiée avec intolérance gastro-intestinale. Ici, les circonstances deviennent analogues et non pas identiques; mais elles peuvent cependant éclairer la question, d'autant mieux que chez ce même sujet, l'hépatisation pulmonaire bien constatée se dissipa complètement dans l'espace de trente-six heures, et qu'il n'est plus possible d'invoquer ici la vertu spéciale d'aucun médicament.

2° *Traitement de la pneumonie par le tartre stibié à haute dose sans évacuation sanguine.*

C'est particulièrement sous ce dernier rapport qu'il faut préciser avec le plus grand soin, les cas dans lesquels on doit employer la médication stibiée comme essentielle, fondamentale, exclusive.

Parmi les médecins, les uns veulent qu'on l'administre dès le début des pneumonies les plus franches, les plus intenses, d'autres ne la conseillent que dans les prodômes de l'agonie. Entre ces deux extrêmes, il est des points sur lesquels on doit fixer l'attention des praticiens relativement à cette médication.

En l'employant dans les premières circonstances, on néglige un moyen et plus puissant et plus rationnel dans son action, la saignée. Nous n'admettons pas cette méthode, et cependant pour être juste, nous dirons qu'il existe des faits sur lesquels on pourrait en quelque sorte l'appuyer (*Observations* XXXVII et XXXIX, etc.); d'autres l'ont conseillée dans les pneumonies trop peu graves pour exiger l'emploi des émissions sanguines, elle a quelquefois réussi dans ce cas (*Observation* XLVII.)

C'est surtout chez les malades où la saignée n'est point applicable, que l'émétique à forte dose nous offre tous ses avantages, et, disons-le, toute sa supériorité. Ainsi : 1° dans les complications de maladies éruptives qui souvent ne permettent pas sans danger de recourir aux évacuations sanguines, la rougeole, la scarlatine, la variole par exemple (*Observation* LI) ; 2° dans les pneumonies complétement négligées pendant plusieurs jours avec affaiblissement général, petitesse du pouls, imminence d'accidens fâcheux, plutôt par l'engouement pulmonaire, l'asthénie constitutionnelle que par le fait actuel de l'inflammation; nous citerons comme des indications modèles sous ce rapport, les *observations* XLII et XLVIII; 3° chez les phthisiques au premier degré, les scrophuleux, affectés d'anémie générale, et placés dans les circonstances qui repoussent la saignée. (*Observation* XLI.)

La médication stibiée, soit seule, soit aidée primitivement par les émissions sanguines, réussit encore dans les pleuro-pneumonies même avec épanchement (*Observation* XXIV); dans les complications avec hépatite: *Observation* XXIII); chez les phthisiques, au premier degré (*observation* VIII); dans certains cas d'abcès pulmonaires bien constatés par la pectoriloquie (*Observation* XXII); enfin, cette méthode a présenté des résultats en quelque sorte merveilleux chez des sujets voisins de l'agonie. (*Observations* V et VI.)

RHUMATISME.

Après la goutte, à laquelle plusieurs médecins l'ont associé par des liens de parenté, le rhumatisme est assurément l'altération pathologique dont les causes premières et la nature intime ont fait naître le plus grand nombre de théories et de suppositions. Verrons-nous dans cette altération avec Scudamore, Giannini, un état de débilité, d'atonie générale ou partielle ; avec M. Pion, une modification spécifique des forces vitales; avec Quarin, un état de pléthore locale; avec Stahl et son école, un effort hémorragique impuissant, infructueux; avec Boërhaave, une inflammation qui n'est pas assez forte pour se terminer par suppuration; avec Cullen, une rigidité spéciale de la fibre musculaire, état que Barthez nomme force de situation fixe; avec Lobstein, une inflammation particulière des muscles, des aponévroses, produite par un principe irritant, *sui generis*, qui paraît être la transpiration insensible, retenue ou répercutée, etc. L'investigation de ces caractères mystérieux de la nature intime du rhumatisme nous conduirait à des hypothèses : nous désirons obtenir des résultats positifs. Toutefois, si nous prenons les faits pour guides, il nous est impos-

sible de ne pas trouver autre chose qu'une inflammation pure et simple dans cette maladie. Nous ne pouvons, en effet, identifier la phlegmasie d'un muscle,
d'une aponévrose, d'une synoviale, par exemple, développée sous l'influence d'une lésion traumatique avec
cette même phlegmasie, naissant et parcourant ses périodes au milieu des circonstances toutes particulières
de la constitution rhumatismale; phlegmasie, tantôt
sollicitée par une cause locale qui devient toujours alors
occasionnelle; plus souvent produite par un état général dont elle présente le résumé plus ou moins cir-
conscrit. Tout, en effet, vient ici différencier ces deux
altérations. Dans la première, nous trouvons une lésion, d'abord locale, et qui ne se généralise qu'en
déterminant une fièvre de réaction; qui naît et se juge
dans le point directement affecté; qui précède tout
ébranlement pathologique de la constitution; produit
une fièvre analogue à celle des autres phlegmasies ordinaires; enfin, qui s'améliore toujours, et cède fréquemment sous l'influence d'un traitement antiphlogistique bien dirigé. Dans la seconde, nous voyons
assez souvent la fièvre dite rhumatismale précéder tout
symptôme local susceptible d'en expliquer la provo-
cation; dans cette fièvre, soit primitive, soit consécu-
tive, la chaleur, la sécheresse de la peau nous offrent
quelque chose de particulier. Les points d'abord affectés le sont au milieu de symptômes qui n'appar-
tiennent point aux inflammations ordinaires. Ainsi,
tantôt un gonflement subit apparaît à peu près sans
douleur, d'abord, et déterminé par un mouvement

flixionnaire dès-lors facile à distinguer de la congestion phlogistique. Tantôt, c'est la douleur qui vient ouvrir la scène avant même que, dans le point affecté, se manifestent aucune rougeur, aucun gonflement appréciable; cette douleur est même souvent, en raison inverse du gonflement, de la rougeur et des autres caractères de l'inflammation. Intolérable dans certains cas, elle amène l'insomnie, jette la plus fâcheuse perturbation dans tout l'organisme, sans offrir aux sens du praticien aucun élément appréciable. Dans ce second mode, les accidens sont donc généraux avant de se localiser. Si nous considérons actuellement avec quelle instabilité cette irritation parcourt toutes les articulations, tous les muscles volontaires, involontaires, et la plupart des tissus, envahit l'un, se porte sur l'autre, reprend, abandonne tour à tour son siège primitif ou consécutif, souvent au milieu des traitemens antiphlogistiques les plus énergiquemeut développés, nous aurons la conviction que le rhumatisme présente, le plus souvent du moins, un état inflammatoire, mais un état inflammatoire tout particulier, se développant, marchant, et se terminant avec un génie spécial, avec des caractères individuels qui ne permettent nullement de le confondre dans la foule des inflammations ordinaires.

Si l'on a cru trouver des exceptions à cette loi fondamentale, c'est assurément parceque l'on a mal choisi ses exemples en identifiant à la myosite, à la syndesmite, à l'arthrite, etc., rhumastimales, l'arthrite, la syndesmite, la myosite ordinaires, comme si les muscles,

les ligamens , les synovialés, etc., ne pouvaient pas ,
à l'instar de tous les autres tissus, être enflammés par
des causes traumatiques locales , en dehors de toute
lésion constitutionnelle. Dès l'instant où cette confu-
sion n'existera plus, chacune de ces inflammations ,
l'une commune, l'autre rhumatismale, prendra dans
le cadre nosologique la place qui lui convient, et la
thérapeutique de ces lésions y gagnera nécessairement
beaucoup. C'est à la seconde que nous devons actuellement nous adresser d'une manière exclusive. Ainsi ,
nous sommes en présence d'une inflammation , mais
d'une inflammation compliquée par la présence d'un
élément particulier. Quel est cet élément , nous l'igno-
rons ; il se révèle par ses effets : nous en donnerons en
preuve les observations LVI , LVII , LVIII , LIX ,
LXIV , etc. Mais sa nature échappe à nos investigations
les plus subtiles ; au-delà des faits , nous ne trouvons
que théories imaginaires et que vaines illusions.

Quel traitement pourrait donc répondre entièrement
aux indications du rhumatisme ? M. Franc (*De l'emploi du tartre stibié à haute dose* , etc. , p. 79) exprime
une partie de la réponse en l'appliquant aux lésions
traumatiques avec ébranlement général de l'innervation. « Il y avait un problème à résoudre pour remplir
les indications : c'était celui de trouver un médicament qui pût combattre à la fois l'innervation ébranlée, commune, puis réagissant avec force ; et, d'autre part,
sur le système circulatoire en convulsion d'une manière
secondaire, etc. » L'émétique à forte dose lui paraît être
ce médicament.

Sans adopter entièrement et l'opinion et les expres-
sions qui la rendent, nous dirons qu'il existe pour
nous deux élémens morbides à détruire dans la maladie que nous étudions : 1° *l'élément inflammatoire ;*
2° *l'élément rhumatismal.*

Si nous recherchons au nombre des moyens rationnels ceux qui, le plus souvent ont, sinon, guéri, du
moins soulagé les malades, que trouvons-nous ?

1° Les émissions sanguines. Mais il s'en faut beaucoup assurément qu'elles aient toujours produit même
ce premier résultat. Nous les voyons quelquefois, au
contraire, pratiquées de la manière la plus large sans
aucun effet avantageux (Obs. LX). Si nous voulions
sortir ici des faits, et nous livrer à l'interprétation sur
ses résultats, nous pourrions ajouter : la saignée ne
réussit pas toujours ; elle ne réussit même presque jamais entièrement, parce qu'elle ne peut s'adresser
qu'au premier élément de la maladie, à *l'inflammation,*
laissant en dehors de sa sphère d'activité *l'élément
rhumatismal.*

2° Les narcotiques. Ces moyens employés, soit lo-
calement avec les topiques appropriés à l'état inflammatoire, soit à l'intérieur et généralement, ont souvent produit un soulagement précieux en combattant le phénomène douleur, et même quelquefois mo-
difié la marche de la phlegmasie rhumatismale en la
débarrassant d'un élément pénible qui généralisait davantage son action, en raison des perturbations sympathiques dont il ne manquait pas de l'environner (Observation LXI, etc.) Mais de la diminution d'un

symptôme à la guérison positive de la maladie dont il présente l'un des caractères, il existe un immense intervalle ; et cet intervalle n'a pas été plus comblé par l'opium et ses succédanés que par les émissions sanguines.

Parlerons-nous des dérivatifs , soit cutanés, vésicatoire , séton , moxa , linimens excitans, pommades éruptives , etc. ; des dérivatifs gastro-intestinaux , vomitifs , purgatifs ; des diurétiques , des diaphorétiques , etc. Ces médications ont offert leurs avantages dans les indications qui les réclamaient ; il est au moins douteux pour nous qu'elles aient jamais rempli toutes celles du rhumatisme. Si nous considérons d'un autre côté que, même par l'usage de ces méthodes les moins infructueuses, la thérapeutique n'a fait que combattre une crise morbifique dans quelques-uns de ses élémens , en laissant subsister une diathèse dont les récrudescences très-ordinaires, même sans cause appréciable, indiquent positivement la réalité , nous sentirons qu'il reste jusqu'ici un élément pathologique dans cette altération qui n'a pas encore été convenablement attaqué , *l'élément rhumatismal.*

L'émétique à forte dose peut-il remplir cette lacune , soit en combattant cette cause pathologique par son association aux antiphlogistiques proprement dits, soit en remplissant à lui seul toutes les indications ? La question , comme on le voit, se trouve nettement posée par l'induction des considérations précédentes ; nous en chercherons la solution dans les faits ; abandonnant à cet égard toute idée préconçue, toute induction qui n'aurait pas ces faits pour principe.

Traitement du rhumatisme par le tartre stibié à forte dose.

Marryat (*Traité de thérapeutique*, Bristol, 1790) assure avoir obtenu des succès, dans les fièvres inflammatoires, par l'administration intérieure de l'émétique à 10 grains dans une potion, qu'il faisait prendre toutes les trois heures.

Kunckel, Hermann, Ludwig, Gulbrand, etc., paraîtraient avoir constaté depuis long-temps les propriétés antiarthritiques de quelques-unes des préparations antimoniales.

Laënnec, MM. Vyau Delagarde, Ribes, Delourmel, regardent le tartre stibié comme l'un des meilleurs moyens contre le rhumatisme articulaire aigu.

Laënnec s'exprime ainsi relativement à cette médication : « Le rhumatisme articulaire est, après la pneumonie, la maladie inflammatoire dans le traitement de laquelle le tartre stibié m'a paru le plus efficace; la durée moyenne de la maladie, sous l'influence de ce moyen, est de sept à huit jours, et l'on sait qu'elle est d'un à deux mois sous l'influence de la saignée ou de la méthode expectante. Mais le tartre stibié réussit moins bien quand il y a à la fois rhumatisme musculaire et articulaire, j'ai même quelquefois observé, quoique rarement, des récrudescences de l'inflammation articulaire, sans avoir discontinué l'usage du médicament, et j'ai été obligé dans deux cas de l'interrompre, parce que la tolérance ne pouvait s'établir. »

MM. Chomel, Trousseau, pensent que les avantages qu'il peut offrir dans cette médication, sont propres à ses effets vomitifs et purgatifs. M. Trousseau ajoute cependant, que dans les cas où le rhumatisme se trouve modéré par une médication quelconque, avec disparition de la fièvre, des doses moyennes d'oxide blanc ou de kermès préviennent les récrudescences presque inévitables par tout autre agent. Il a soumis à ce traitement 30 malades affectés de rhumatisme articulaire aigu, les résultats ont été très-variables ; les préparations antimoniales employées n'ont point, comme dans la pneumonie, ralenti la circulation et la respiration ; les succès obtenus l'ont été par le vomissement, et surtout par les super-purgations, dont les résultats n'étaient pas plus favorables que ceux effectués par les autres évacuans énergiques, et des tolérances de quinze jours n'ont amené que les résultats souvent obtenus par le simple bénéfice du temps. Soulevant la question de savoir pourquoi les préparations antimoniales à forte dose, ne réussissent pas dans le traitement du rhumatisme comme dans celui de la pneumonie, ce praticien répond : « Si la fièvre si véhémente des rhumatisans n'est pas calmée par les antimoniaux, c'est que le rhumatisme exerce sur l'organe central de la circulation une stimulation sympathique, tellement énergique, que l'action sédative et antiphlogistique de l'antimoine ne peut en triompher. » (Trousseau. *Dict. de méd.* t. III, p. 247.)

Hutchinson (*Bibl. germ.* VI, 441.) a guéri en dix jours un rhumatisme chronique jusqu'alors incurable,

au moyen des frictions stibiées faites au-dessus de l'endroit douloureux.

M. Bérard jeune et plusieurs autres praticiens ont
également publié des observations favorables à l'emploi
de l'émétique à l'extérieur contre les affections rhumatismales.

Spadafora, MM. Barbier, Gendrin, etc., ont encore
fait connaître des faits qui tendraient à prouver l'utilité
de la médication interne dans le traitement de ces maladies.

Si nous consultons actuellement l'ensemble des observations que nous avons rapportées, voici relativement
à cette question les conséquences que nous pouvons en
tirer.

Sous l'influence même du traitement intérieur par
l'émétique à forte dose, les douleurs n'en suivent pas
moins pour certains cas dans les modifications qu'elles
présentent, les changemens hygrométriques et thermo-
métriques de l'air ambiant. (*Observation* XIV.)

La tolérance paraît en général plus difficile à bien
établir dans le traitement du rhumatisme, que dans
celui de la pneumonie. (*Observations* LXI-LXII-
LXIII, etc.)

Lorsque l'aptitude se manifeste et se soutient sans accidens, la médication détermine des résultats qu'il est
difficile de ne pas considérer comme avantageux. (*Observations* LXV-LXVII.) Quelquefois même elle guérit plusieurs récrudescences successives. (*Observations*
LV.) Toutefois ces résultats ne sont pas constans, et

même dans les cas particuliers que nous venons de préciser, la maladie résiste énergiquement à ce moyen, nonobstant sept jours de tolérance gastro-intestinale, et l'emploi de l'émétique de 12 à 20 grains chaque jour ; un succès immédiat étant obtenu par quatre saignées abondantes. (*Observation* LXXVI.)

Enfin, lorsque la tolérance ne s'établit pas, et qu'il survient des vomissemens, des diarrhées abondantes, l'émétique étant pris de 6 à 36 grains, on n'obtient plus d'après nos observations aucun résultat satisfaisant ; ce qui porterait à conclure que l'émétique à forte dose n'agit pas toujours au moins comme dérivatif dans la guérison de cette maladie. (*Observations* LXXIII-LXXIV-LXXVII-LXXVIII.)

CONCLUSION.

Tels sont les opinions des auteurs, les faits principaux consignés dans les archives de la science, les inductions naturelles qui nous semblent découler de ces faits relativement aux *résultats de l'emploi du tartre stibié à haute dose dans le traitement de la pneumonie et du rhumatisme.*

Nous croyons pouvoir actuellement en inférer les deux corollaires suivans :

Le tartre stibié à haute dose employé dans le traitement de la pneumonie, peut offrir des résultats avantageux en renfermant son administration dans les limites que nous avons posées, en réglant avec circonspection et prudence les modes variés de ses applications thérapeutiques.

Le tartre stibié à haute dose employé dans le traitement du rhumatisme, n'a présenté jusqu'ici que des *résultats* dont l'efficacité peut-être contestée, mais qu'il ne faut pas encore définitivement juger, la science ayant besoin d'autres faits pour prononcer irrévocablement dans cette question d'avenir.

FIN.

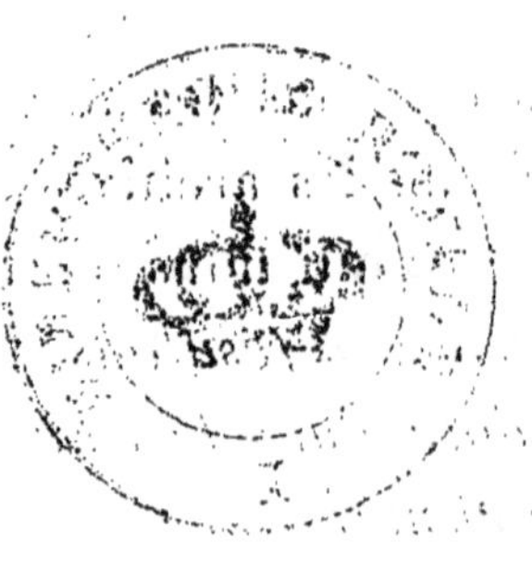

FELIX LOCQUIN, IMPRIMEUR,
16, RUE N.-D.-DES-VICTOIRES.